图解刺血疗法

主编

郭长青 郭妍 芦娟

中国科学技术出版社

·北京·

图书在版编目（CIP）数据

图解刺血疗法 / 郭长青，郭妍，芦娟主编 . — 北京 : 中国科学技术
出版社 , 2022.3

ISBN 978-7-5046-9265-8

Ⅰ . ①图… Ⅱ . ①郭… ②郭… ③芦… Ⅲ . ①放血疗法（中医）—图解
Ⅳ . ① R245.31–64

中国版本图书馆 CIP 数据核字 (2021) 第 208238 号

策划编辑	韩　翔　于　雷
责任编辑	延　锦
文字编辑	秦萍萍　靳　羽
装帧设计	佳木水轩
责任印制	徐　飞

出　　版	中国科学技术出版社
发　　行	中国科学技术出版社有限公司发行部
地　　址	北京市海淀区中关村南大街 16 号
邮　　编	100081
发行电话	010-62173865
传　　真	010-62179148
网　　址	http://www.cspbooks.com.cn

开　　本	889mm×1194mm　1/32
字　　数	314 千字
印　　张	13.5
版　　次	2022 年 3 月第 1 版
印　　次	2022 年 3 月第 1 次印刷
印　　刷	天津翔远印刷有限公司
书　　号	ISBN 978-7-5046-9265-8 / R·2789
定　　价	49.80 元

编著者名单

主　编　郭长青　郭　妍　芦　娟

副主编　马薇薇　朱文婷

编　者（以姓氏笔画为序）

　　　　　王军美　尹孟庭　冯小杰　邢龙飞　刘　聪　许　悦

　　　　　杨　梅　张　典　张　茜　陈烯琳　胡庭尧

内容提要

　　本书由北京中医药大学针灸推拿学院、中国中医科学院资深专家、教授根据多年的针灸教学经验与临床实践，精心撰写而成。全书共分为9章，先概要讲述了刺血疗法的起源及发展、理论依据及基本原则、优点及主要作用、取穴特点及配穴方法、针具及针法、操作方法、适应证和禁忌证，然后从特异性、定位、取法、主治四个方面详细介绍了刺血疗法的常用腧穴，接着具体阐述了刺血疗法在内科、皮肤科、外科、骨科、五官科、妇科、儿科常见疾病中的应用。每种疾病均按概述、诊断标准、辨证分型、治疗及临床报道体例进行编写，并配有丰富图片展示。本书参考了大量的文献资料，内容丰富，图文并茂，实用性强，对从事针灸临床、教学、科研工作的人员及中医爱好者有一定的参考价值。

前　言

　　刺血疗法是中医学的重要组成部分，是人们长期同疾病做斗争的临床经验总结。早在史前时代，我们的祖先就用砭石刺破脓疡，这可以说是刺血疗法的发端，直至金属针的出现，砭石才被锋针取而代之，即现代的三棱针，专以刺血之用。传统的针刺放血疗法，在古代称为"刺络""启脉"，是中医学中一种独特的针刺外治疗法，广泛流传于民间。因其治疗范围广泛、操作简便、安全可靠、疗效显著等特点而越来越受到人们的喜爱。

　　近年来，刺血疗法在临床各科得到了广泛推广和运用，其适应证不断扩大。为了帮助读者更好地掌握这种疗法，我们特意编写此书，以供大家学习参考。在编写本书的过程中，笔者参阅了大量关于中医、藏医和蒙医放血疗法的文献资料，并结合本人的临床经验，按照吸取精华、常用、实用、通用的原则，认真编著而成。另外，为了使文章更加通俗易懂，书中还附了多幅插图，以便读者对照应用。

　　本书内容丰富，图文并茂，实用性强，可供临床医生及广大针灸爱好者阅读参考。

目　录

第1章 总论

一、刺血疗法的起源与发展

（一）刺血疗法的起源

刺血疗法历史悠久，可追溯到史前文化时期，其形成和发展经历了一个漫长的过程。远在石器时期，古人在生产、生活实践中，由于环境条件恶劣，身体常常会与尖石和荆棘碰撞，有时甚至会被碰伤出血。慢慢地人们发现碰撞流血后，某些原有的病痛会减轻或消失（如经久不愈的头痛、筋骨酸痛等）。显然，这种出于偶然的经验，最初不可能引起人们的重视，然而在若干年、若干次的相似经历不断重现时，这种源于实践的经验，就会促使人们注意到，身体的某些部位通过人为刺激或使之出血，可以起到医治疾病的效果，这样便有了最古老的朴素的放血疗法经验，最原始的石制医疗工具——砭石应运而生。《说文解字》："砭，以石刺病也。"传统的针刺放血疗法，在古代称为"刺络""启脉"，是中医学中一种独特的针刺外治疗法，广泛流传于民间。

新石器时期，人们还学会了将动物骨骼和竹子，做成像石针一样的针具来治疗疾病。到了仰韶时期，黄河流域发展了彩陶文化，破碎的陶片成为人们进行刺血等医疗活动的砭石替代品。在最早的医学文献——长沙马王堆西汉古墓出土的《脉法》中有"用砭治脉"的记载，即以砭石直接作用于人体皮肤，对浅表血脉施术，造成创伤，治病。《五十二病方》也有刺血治疗癫痫的记载，言："癫（癫），先上卵，引下其皮，以砭穿其隋旁。"《五十二病方》和《脉法》是有关中医脉法方面最早的两部著作，也是目前考古学家发现的有关砭石治病的最早文字记录。此外，《内经》中亦载有关于砭石疗疾的记述，如"东方之城……其病皆为痈疡，其治宜砭石"，砭石疗法正是刺血疗法的雏形。

（二）刺血疗法的发展

刺血疗法的发展，大体可以分为以下 5 个阶段。

早在两千多年前，中医经典著作《内经》就对刺络放血非常重视，书中对放血疗法的针具、原则、瘀血阻络的诊断、适应证、取穴及操作手法都进行了详细论述。如《灵枢·九针十二原》篇："锋针，长一寸六分……锋针者，刃三隅以发痼疾。"《灵枢·九针论》篇："四曰锋针，取法于絮针，筩其身，锋其末，长一寸六分，主痈热出血。"即"锋针"放血用于治疗疖肿、热病、泄泻等疾病，这也是在古人使用砭石治疗皮肤痈疡方法基础上进一步发展而来的。《素问·血气形志篇》说："凡治病必先去其血。"《灵枢·九针十二原》篇中还提出了"凡用针者，虚则实之，满则泄之，菀陈则除之……"的治疗原则。《灵枢·官针》中"络刺""赞刺""豹文刺"等刺法，虽针具、方法不尽相同，但都属于刺络放血疗法的范畴。《灵枢·血络论》还进一步阐明刺血法的应用范围，如血脉"盛坚横以赤""小者如针""大者如筋"等，并指出有明显瘀血现象的才能"泻之万全"。

总之，《内经》中记载了许多刺络的适应证和禁忌证。据统计，明确指出刺血疗法的论述就有40多篇，从而形成了经络与气血学说的理论体系，奠定了刺血疗法的理论基础。

《内经》以后，历代医家不断摸索、总结并掌握了多种针刺放血方法。据《史记·扁鹊仓公列传》记载，扁鹊与弟子过虢国，治疗虢太子尸厥症时，令其弟子子阳"砺针砥石"，在太子头顶百会穴处针刺出血，太子即醒。汉代名医华佗曾用针刺出血，治愈了曹操的"头风眩"。《新唐书·武皇后传》记载，唐代侍医张文仲、秦鸣鹤针刺百会及脑户出血，治愈了唐高宗李治的风眩，目不能视症。宋代名医娄全善，曾治一男子喉痹，于太溪穴刺出黑血半盏而愈。刺络放血，虽在《内经》里就有大量论述，唐宋以前也有不少关于放血治病的记载与传说，但直到金元时代，针刺放血才正式发展成为流派，并逐渐趋于成熟。

金元四大家之一的刘完素非常重视放血泻热、祛邪，他在《医述·药略》中说："大烦热，昼夜不息，刺十指间出血，谓之八关大刺。"可以看出这是一种出血泻热，治实热证的方法。又如他治疮疡以"砭射之""石而泄之"；治太阳中风刺至阴出血；刺热无度不可止，于陷谷放血；治腰痛不可忍，刺委中、昆仑放血；刺百节疼痛，刺绝骨出血；治金丝疮（即红丝疗），"于疮头截经而刺之，以出血……"等。刺血疗法的运用正是源于刘氏提出的"六气皆从火化"的理论。

攻下派代表人物、金代著名医家张从正，师承刘完素放血之术，并将其进一步发展，取得了较大的成就。对于不少疑难危症，张氏都用刺络泄血而取效，他说："出血之与发汗，名虽异而实同。"他认为泄血除热，攻邪最捷。张氏刺络泄血的学说，是由《灵枢·九针十二原》"菀陈则除之"的治则发展而来的。他认为气血宜辨多少，泄络当重"三多",指出:"治病当先识其经络""血出者宜太阳、阳明,盖此二经血多故也。少阳一经不宜出血,血少故也。"张氏审证精详,胆识过人,在针灸临床实践中,形成了自己独特的泄络"三多"风格,即运用徘针多、放血部位多、出血量多。徘针又名铍针,形如剑锋,刺激体表,创伤面较大,出血量较多,张氏放血部位之多很惊人,多者竟达百针以上,如治背疽,"以徘针挠疽晕,刺救百针";治湿癣,"于癣上各刺百余针"。除了在病变部位上多点刺放血外,还用多穴位放血,如对目疾实热,红肿赤痛者,必刺神庭、上星、囟会、前顶、百会五穴放血。张氏放血量多,有的以升斗计数,有的则以杯盏作计量单位,如"出血二杯""血出约一盏"等。其放血量之多,远非现今之数滴者可比拟。张氏娴于刺络放血,胆大却又不盂滥,在施术时有明确的禁忌证,他认为刺络放血法主要是用于各种实热火证,而虚寒证则不宜使用。如他说:"雀目不能夜视及内障,暴怒大忧之所致也,皆肝主目,血少,禁出血。"除此之外,张氏还指出在出血之后,应忌"兔、鸡、猪、狗、酒、醋、湿面、动风生冷等物,及忧念劳力等事"的具体禁忌。

补土派代表人物、金元四大家之一的李杲很重视针刺放血技术,用针刺放血调整营卫气血的平衡,如其在《脾胃论》中记载:"三里、气街,以三棱针出血""于三里穴下三寸上廉穴出血"以治疗痿证,"刺足少阴血络"以治疗瘀血腰痛的经验。李杲的刺血攻邪理论在其弟子的继承下得以完善,在其代表著作《卫生宝鉴》中记载有详细的放血治病经验。医家王国瑞在《扁鹊神应针灸玉龙经》中指出,针刺太阳出血可以治疗"眼目暴赤肿痛,眼实红",针刺委中出血可以治疗"浑身发黄""风毒瘾疹,遍身瘙痒,抓破成疮""膏肓雀目""视物不明"等疾病。

明代著名医家薛己无论对针刺法还是灸法，均有较为成熟的见解，其中针刺法多用于外科急证，且以破脓放血的攻破法为主，通过泻邪的作用，达到治疗效果。

历代医家选用的放血工具不尽相同，如李东垣用三棱针，张从正多用铍针，薛己则用细瓷片等。薛氏《保婴撮要》十一卷云："砭法……用细磁器击碎，取用锋芒者，以箸头劈开夹之，用线缚定，两指轻撮箸头，稍定，令磁芒对聚血处，再用箸一根，频击刺出毒血……"清代郭又陶乃用银针，其著《痧胀玉衡》谓治痧甚效，并认为银针无毒。

刺血疗法在古代藏医书籍中也有不少记载。如藏医学家宇妥·元丹贡布在《四部医典》中明确指出，放血疗法有祛除脉病、下泻血病、止痛消肿、防止腐烂、培育新肌、愈合创口等作用。古时放血疗法在诊断疾病很准确的情况下须放出适当的或全部的病血，以达到治疗疾病的目的。此外，刺血篇对刺血的工具、适应证、刺法、取穴、禁忌等做了详细论述。

世界其他各国对刺血疗法的应用也很广泛，如在埃及、印度、罗马、西班牙、法国、德国、希腊等国刺血疗法均有悠久的历史。近年来，西方各国仍在应用刺血疗法，美国用此法治病每年达数万人次，并已证明其对不少疾病具有独特的疗效。

社会的变革直接影响着医学的发展，在封建社会，儒家思想渗入医学领域，其宣扬"身体发肤受之父母，不敢毁伤，孝之始也"的谬论，加之刺络术比针灸较难掌握，因此阻碍了针刺放血疗法的发展。到了清代，刺血疗法日趋衰落，清朝太医院曾明令撤销针灸科。国民党统治时期，崇洋媚外之风盛行，中医学更遭践踏，奄奄一息，几被消灭。自新中国成立后，刺血疗法才被医学界所重视，并得到了较大发展。近 30 年来，刺血疗法的适应证不断扩大，临床疗效不断提高。同时，刺血疗法在部分疑难杂症的治疗上也取得了较好的效果。

我们相信，随着现代医学技术的不断进步，通过民间和医界同仁的共同努力，刺血疗法在挖掘、整理和总结提高过程中，必将会得到更大的发展和提高，使其在医疗保健事业中发挥应有的作用。

二、刺血疗法的理论依据与基本原则

（一）刺血疗法的理论依据

中医学认为，人体脏腑器官正常功能活动的发挥，依赖气血的正常运行，以营养四肢百骸、脏腑器官、皮肉筋脉，而经络又是气血运行的通道，其内属于脏腑，外络于肢节，靠气血充养全身。《内经》中提到："有诸内者，必形于外"，所以一旦人体经络运行气血的功能发生障碍，就会出现"气滞血瘀"，从而导致一系列的病理变化。所以"病在血脉，而形于络"是刺血疗法的主要理论依据。

《素问·皮部论》记载："百病之始生也，必生于皮毛……邪客于皮则腠理开，开则邪入客于络脉，络脉满者注入经脉，经脉满者入舍于腑脏也。"《灵枢·百病始生》："是故虚邪之中人也，始于皮肤，皮肤缓则腠理开，开则邪从毛发入……留而不去，则传舍于络脉，在络之时，痛于肌肉……留而不去，传舍于经……留著于脉，稽留而不去，息而成积。"由此可见，络脉是外邪由皮毛腠理内传经脉脏腑的途径，亦是脏腑之间及脏腑与体表组织之间病变相互影响的途径。正是由于络脉在发病与病机传变过程中都处于中间环节，当病邪侵袭人体或脏腑功能失调而致气血郁滞时，络脉本身也会出现相应的瘀血现象。因此，外邪侵袭，血络首当其冲，针对"病在血络"这一重要环节而直接于络脉施用刺血法，则能迅速达到祛除邪气，调整和恢复脏腑气血功能的目的。《灵枢·终始》说："久病者，邪气入深，刺此者，深内而久留之，间日而复刺之，必先调其左右，去其血脉，刺道毕矣。"指出久病邪气入里有在经和入络之别，其入络者，邪气阻滞络道，可出现络中血气阻滞等病理变化。《素问·阴阳应象大论篇》指出，血实有余的病证可用刺血疗法治疗。《素问·针解篇》进一步明确指出，经络瘀滞或邪入血分郁结不解者，刺络以去瘀血。《灵枢·血络论》还论述了刺血疗法的施术指征："见坚硬怒张的赤色血络，无论上下、大小均可刺之。"刺血疗法的应用也是基于疾病形成的原因和病理变化，即是否"入络"，决定是否使用刺血方法及放血的量。

临床上"病在血络"言而有征：一方面从形状上来观察，如《灵枢·血络论》说，"血脉者盛，坚横以赤，上下无常处，小者如针，大者如筋，则而泻之万全也。"对于一些瘀阻性、急性、中毒性疾病，委中、尺泽、太阳等穴处常出现怒张的暗紫色血络，这些都是刺血的指征。另一方面从络脉瘀阻的颜色来观察，如《灵枢·经脉》说，"凡诊络脉，脉色青则寒且痛，赤则有热。胃中寒，手鱼之络多青矣；胃中有热，鱼际络赤；其暴黑者，留久痹也；其有赤有黑有青者，寒热气也；其青短者，少气也"，明确指出了通过血络的望诊，可以判断疾病的寒热虚实属性和所累及的脏腑。

（二）刺血疗法的基本原则

刺血疗法实属于"泻法"，即使邪去而正安，但因有瘀而虚者，祛除瘀邪则可使气血恢复正常运行状态，调整人体的虚实状态，调理原则是"血实宜决之""菀陈则除之者，出恶血也"。

1. 血实宜决之

《素问·阴阳应象大论》指出："血实宜决之。"张景岳注："决，为泄去其血也。"《素问·调经论》说："血有余，则泻其盛经，出其血。"《素问·病能论》说："气盛血聚者，宜石而泻之。"《难经·二十八难》指出："邪气蓄则肿热，砭射之。"这些论述均认为，不同病因所致的血实有余证，宜刺血治疗。现代以刺血治疗高热、神昏、癫狂、丹毒、喉痹及疮疖痈肿等，也多用于血实有余之证。

2. 菀陈则除之

《灵枢·小针解》指出："菀陈则除之者，去血脉也。""菀陈"，指络脉中瘀结之血；"去血脉"，指刺血以排除血脉中郁结已久的病邪，主要在瘀血病灶处施术。现代用刺血治疗头痛、目眩、腰腿痛及各种急性扭挫伤等，均能收到活血化瘀、疏通气血的作用，疗效甚佳。

三、刺血疗法的优点与主要作用

（一）刺血疗法的优点

1. 适应证广

《内经》记载，适宜刺血治疗的疾病有30余种，历代医家在此基础上又进一步扩大。根据古今医学文献记载和临床报道，刺血疗法对于内科、儿科、妇科、伤外科、皮肤科、眼科和耳鼻咽喉科等临床各科多种常见病和部分疑难病症都可治疗。

2. 起效较快

在严格掌握刺血适应证的前提下，一般经单用刺血治疗，即可迅速收到满意的疗效。尤其对各种原因引起的高热、昏迷、惊厥、急性炎症、各类软组织损伤、食物中毒等，属热、属实者，经刺血治疗后，都能在短期内减轻或控制住疾病的主要症状，甚至达到临床治愈的目的。

3. 操作简便

刺血疗法不需要复杂的医疗器械，简便易学，容易掌握。另外，刺血工具除可提前备用外，在某些紧急情况下，还可就地选取一端锋利的陶瓷、玻璃碎片或金属锐器等，经严格消毒后即可使用。

4. 安全可靠

临床应用刺血疗法，只要按规程操作，一般比较安全，不会产生不良反应。

5. 经济价廉

刺血疗法的最大特点是不花钱或少花钱，就能治好病，既减轻了患者的经济负担，又节约了药材资源。

（二）刺血疗法的主要作用

针刺放血疗法通过调整人体经络气血运行的状态，从而对各种疾病起到治疗作用。针刺放血可以疏通经络中壅滞的气血，调节经络局部及人体脏腑器官的紊乱，使气滞血瘀的病理变化恢复正常，从而达到治疗疾病的目的。其治疗作用主要是泻热祛邪、祛瘀通络、调和气血、活血消肿、调神醒志、祛风止痒等。

1. 泻热祛邪

刺血疗法具有良好的泻热祛邪解毒作用，尤其适用于外感发热和各种阳盛发热。张景岳明确指出："三棱针出血，以泻诸阳热气。"徐灵胎亦认为刺血能使"邪气因血以泄，病乃无也"。此外，刺血亦可泻毒，对于一些感染性疾病，如急性乳腺炎、急性阑尾炎、丹毒、疖肿、红眼病、毒虫咬伤等，刺血可以使毒性消散。如《千金方》载："蜂蛇等众毒虫所螫，以针刺螫上血出"即可愈，对于一些急性感染性疾病，可直接在伤处或红肿处针刺出血，排出毒液，减轻中毒症状。

2. 通络止痛

针刺放血最突出的作用是止痛，中医学认为，"通则不痛，痛则不通"，人体正常的阴阳平衡失去调控，气血运行就会失常，导致气滞血瘀，经络壅滞，闭塞不通，产生疾病和疼痛。而针刺放血可直接疏通瘀滞，畅通经脉，改变气滞血瘀的病理变化，故疼痛立止。临床用针刺放血治疗各种顽固性头痛、软组织损伤等痛证，都可起到良好的止痛效果。

3. 活血消肿

跌打损伤引起的气滞血瘀，肢体肿胀，通过刺血以疏通经络，畅通气血，祛除瘀滞，舒筋活络，达到活血消肿止痛的目的。因此临床上将刺血疗法广泛用于各种因气滞血瘀所致的疼痛，如跌打或软组织损伤引起的肢体肿胀、活动受限等。

4. 调神醒志

中暑、惊厥、痧症、昏迷、血压骤然升高、毒蛇咬伤等，针刺放血能立即急救，起到开窍启闭、醒神回厥的作用。如清代《痧胀玉衡》中记载："痧入于血分而壅毒者宜放。"《素问·缪刺论》载有邪客六经络脉而成"尸厥"之证，皆以刺血为急救措施。

5. 调气和营

气以行血，血以养气。《素问·调经论》说："血气不和，百病乃变化而生。"刺血疗法便根据这一原理，调整气与营血之间的关系，达到治疗目的。

6. 祛风止痒

古人认为痒证是有风气存在于血脉中的表现，并有"治风先治血，血行风自灭"的治疗原则，针刺放血可理血调气，疏通血脉，使"风气"无所存留，从而达到祛风止痒的功效。

四、刺血疗法的取穴特点与配穴方法

（一）刺血疗法的取穴特点

1. 取经穴附近多血络之处

(1) 血脉痹阻处：指瘀血明显的部位，大多在十四经上选取腧穴附近的病变血络，视之可见其经上有血盛瘀阻的表征，刺之以祛瘀滞之血，即"血菀陈则除之"。多取头面、舌下、腘窝、肘窝或位于穴周等处显露的静脉血管，以针刺出血。如《灵枢·厥病》记载："厥头痛，头脉痛……视头动脉反盛者，刺尽去血。"《素问·调经论》记载："病在血，调之络，"人体内气血瘀滞主要表现在局部血络或者相应经脉血络的异常，"脉色青则寒且痛，脉色赤则有热。胃中寒，手鱼络多青；胃中热，手鱼络多赤"。

(2) 病理反应点：指脏腑病变在皮肤表面所呈现的反应点。如《针灸聚英》指出："偷针眼，视其背上有细红点如疮，以针刺破即瘥，实解太阳之郁热也。"

(3) 病灶点：多取瘀血或疮毒疖肿局部刺血。如《疮疡全书》治丹毒"三棱针刺毒上二三十针"，即为直接于病灶处刺血。

2. 多用奇穴

刺血奇穴可用于治疗急证，唐代《千金方》中就有"刺舌下两边大脉，血出"治舌卒肿的记载，舌下两边大脉，即为金津和玉液2个奇穴。又如《针灸大成》载，用三棱针刺太阳穴治眼红肿及头痛，刺十宣穴治乳蛾等，皆以奇穴刺血，多获奇效。

3. 多用特定穴

十四经穴中有一部分特定穴，如肘膝关节以下有井、荥、输、原、经、合、络、郄穴，躯干有脏腑俞、募穴及各经交会穴等。这些穴位与脏腑经脉紧密相应，有着特殊功用，故为刺血所常用。但在具体主治上，又各有所侧重。

以五输穴为主。五输穴与脏腑经络关系极为密切，故取此类穴位常能收到奇效。《灵枢·顺气一日分为四时》云："病在脏者，取之井；病变于色者，取之荥；病时间时甚者，取之输；病变于音者，取之经；经满而血者，病在胃及以饮食不节得病者，取之合。"其后《难经·六十八难》又进行了补充："井主心下满，荥主身热，输主体重节痛，经主喘咳寒热，合主逆气而泄。"近代临床上井穴多用于急救，如点刺十二井穴可抢救昏迷，荥穴主要用于治疗热证。

（二）刺血疗法的配穴方法

针刺放血疗法取穴与毫针取穴有相同之处，也有不同之处。相同之处是两者均根据中医脏腑、经络、气血理论来辨证施治，也遵循腧穴的近治作用、远治作用、特殊作用来选穴和配穴。不同之处是针刺放血的部位不一定在十四经腧穴上，主要选取穴位处或穴位附近瘀阻明显的血络，有时候选取的穴位从经络循行上看，与病变部位没有关联，但从实际经验方面来说，却有意想不到的效果。中医刺血疗法的配穴方式主要有以下几种。

1. 循经配穴法

以经脉或经脉相互联系为基础进行穴位配伍的方法，主要包括本经配穴法、表里经配穴法。

(1) **本经配穴法**：当某一脏腑经脉发生病变时，即选该脏腑、经脉的腧穴组成处方。如胃火循经上扰导致的牙痛，可在足阳明胃经上近取颊车，远取该经荥穴内庭。

(2) **表里经配穴法**：本法是以脏腑经脉的阴阳表里配合关系为依据的配穴方法，当某一脏腑经脉发生疾病时，取该经和其相表里的经脉腧穴配合成方。如风热袭肺导致的感冒咳嗽，可选肺经尺泽和大肠经曲池、合谷。

2. 局部选穴

选取病变局部的腧穴、血络刺血。如耳尖、太阳穴可泻局部热邪，治疗睑腺炎、角膜炎等，金津、玉液可以治疗重舌等。

3. 经验配穴法

某些腧穴刺血对一些疾病有特殊的疗效。如大椎、曲池刺血可退热，水沟、十宣刺血可醒神；四缝刺血可治疗小儿疳积；身柱、大椎刺血可治疗疟疾；耳尖刺血可治疗眩晕等，皆为历代医家临床实践的总结，今人亦多沿用。

五、刺血疗法的针具与针法

（一）针具

刺血疗法所用针具相对简单，应根据不同条件，如因人、因证、因部位不同而选择性应用。现仅将常用、有效而又容易掌握的 3 种介绍如下，以供参考。

1. 三棱针

三棱针由不锈钢制成，为本疗法最常用的针具。三棱针是由古代九针中的"锋针"演变而来，针长约 2 寸，针柄呈圆柱形，针体末端呈三棱形，尖端三面有刃，外尖锋利，故称"三棱针"（图 1-1）。适用于成人及浅表静脉泻血，专为点刺和挑刺放血之用。

▲ 图1-1 三棱针

2. 梅花针

梅花针是由古代"毛刺"发展而来的针具，有硬柄和软柄两种规格，又因所用针数不同，有梅花针（5 枚）、七星针（7 枚）（图 1-2）、罗汉针（18 枚）之分。

▲ 图 1-2　七星针

3. 毫针

《灵枢·九针论》说："毫针，取法于毫毛，长一寸六分，主寒热痛痹在络者也。"验之于临床，多用毫针粗者刺络放血（图 1-3）。用于刺血疗法的毫针，一般以 1 寸左右即可，适用于小儿及虚证患者。

▲ 图 1-3　毫针

（二）针法

目前，我们通常所用的针法有两种，一种是以针刺部位命名的常用针刺放血法，另一种是以刺血手法命名的常用刺血手法，但两者互为一体，后者是前者施术中操作技巧的具体体现。现分别介绍如下。

1. 常用刺血部位

常用的刺血部位有血络（静脉）、孔穴和病变局部三处。

(1) 血络刺血法：即用三棱针直接刺入皮下浅静脉，使其自然流出血液，血尽而止，自然止血。

(2) 孔穴刺血法：即用三棱针在穴位处刺破皮肤，使之出血，待血尽而止。如果出血量不足，可在刺后用手挤压，或拔火罐，以达到出血量要求。

(3) 病变局部刺血法：即用三棱针在病变处（患部）或四肢末梢部位，点刺或用梅花针叩刺局部后加拔火罐。

2. 常用刺血手法

常用的刺血手法有点刺放血法、围刺放血法、捏起放血法、密刺放血法、挑刺放血法、结扎放血法和扬刺放血法7种。

(1) 点刺放血：又称点刺法，指局部消毒后，先用左手拇食中三指捏紧应刺的穴位，右手持针迅速刺入半分左右，即将针退出，然后用手挤压局部使之出血，排黏液（图1-4），适用于四肢末梢部位。十二井穴、十宣、少商放血，可治疗昏厥、中暑、中风、发热、咽喉肿痛；局部排黏液，可治疗腱鞘囊肿等；四缝放血、排黏液，可治疗疳积、消化不良等。

(2) 围刺放血：又称围刺法，适用于病灶周围。局部消毒后，

▲ 图 1-4 点刺放血法

右手持三棱针对准患处周围点刺数针，然后用手指轻轻挤压局部，或用火罐吸拔，使恶血尽出，以消肿痛（图 1-5）。常用于治疗痈肿、带状疱疹后遗症等疾病。

(3) 捏起放血法：又称速刺法，左手拇、食二指捏起被针穴位的

▲ 图 1-5 围刺放血法

肌肉，右手持三棱针或毫针，刺入穴位皮肤 0.5～1 分，立即将针退出，然后用手挤压出血。适用于头面部肌肉浅薄的部位，如印堂、攒竹、上星等穴。

(4) **密刺放血法**：又称密刺法，用三棱针轻轻点刺或用梅花针叩刺胸腹部、颈肩背部和患处局部皮肤，使之出微量血液，或加拔火罐，可治疗全身性疾病和局部性疾病，如局部皮肤麻木、脱发、神经性皮炎等皮肤病。

(5) **挑刺放血法**：又称挑刺法，局部消毒后，先用左手五指按住被刺部位周围肌肤，右手持三棱针刺入穴位及肌肉浅薄部位后再挑破浅表部分肌肉表皮，即将针退出，然后挤压使之出血。适用于胸部、腹部、背部、头面部穴位及肌肉浅薄的部位，可用于治疗睑腺炎、痔疮等疾病。

(6) **结扎放血法**：又称缓刺法，先用一根带子或橡皮带，结扎在被针刺部位的上端，局部常规消毒后，左手拇指压在被针刺部位的下端，右手持三棱针对准被针刺穴位处的静脉（怒张处），徐徐刺入脉中（0.5～1 分），即将针缓缓退出，使其流出少量血液，待黑色血液出尽，停止出血后，将带子解开，再用消毒棉球按压针孔（图1-6）。适用于四肢部位，常用于尺泽、委中等穴。

(7) **扬刺放血法**：又称丛针扬刺法，将数枚针捆在一起，用右手拇食中三指捏持丛针，将针缓缓压入穴内 2～5 分，再迅速将针拔出，然后捏挤穴位局部使之出血。常用于大椎、身柱等穴放血。

六、刺血疗法的操作规程

针刺放血疗法应该在正确诊断的基础上，选取与病症相应的穴

▲ 图 1-6　结扎放血法

位、血络或病变部位进行操作，但操作方法也是决定治疗效果的关键，是刺血疗法在治疗过程中的重要体现。因此，在操作中一定要掌握好以下几个步骤和要求。

1. **术前准备工作**

(1) *放松*：就诊前应先让患者休息 5~10 分钟，以消除疲劳，放松体态，适应环境，以利于操作。

(2) *配合*：施术时要取得患者的积极配合，必须事前做好患者的思想疏导工作，树立治病信心，术后要讲清饮食禁忌。

2. **消毒**

放血疗法的操作要求严格，术前一定要做好消毒工作，包括施术病房消毒、放血针及其他必备用品的消毒、医者的手部消毒、患者的患部消毒等。

(1) *施术病房*：在医疗条件允许的情况下，医院里应设有专用病房或医疗间。专用房间要求环境肃静、阳光充足、温度适宜，医疗间内应备有相关药品、工具、纱布,并保持干净。

(2) **必用工具**:将放血针具、火罐等工具在消毒锅中煮开消毒或放入 95% 的酒精里消毒。消毒过的工具应放在干净的容器里,为放血施治提供方便。

(3) **医者手部消毒**:术前医者应将指甲修剪好,用肥皂将手洗干净或用含 75% 的酒精棉仔细擦手消毒。

(4) **患者局部消毒**:术前嘱患者洗澡,保持体表干净。若放血部位在头部,则剃刮相应部位的毛发。选取放血部位后,首先用含碘棉球在放血部位处由里向外圆形擦拭,然后用酒精棉球以同样的方法擦 1～2 次。

3. 进针

进针是刺血操作中的重要步骤,也是取得治疗效果的关键。"进针"包括进针手法(即针法)、进针角度、出血量、治疗反应和治疗周期等。

(1) **针刺手法**:即针法,应根据不同治疗部位和病情,选择合理的针法(具体针法如前述)。

(2) **进针角度**:一般采用斜向进针,针体与血管呈一定角度,针尖朝下,针尾朝上,这样既不易刺穿血管壁,导致血肿,又可使血液顺势自然流出。同时,进针时要控制进针深度,不可刺入过深。

4. 出血量

关于刺血疗法的出血量,古文献记载为:"出血如豆大""微出血",说明出血量少;"出血盈斗",说明出血量多。现代刺血治病的出血量一般应根据患者体质强弱、病情轻重和针刺部位的不同而适度掌握。对于实证,一般认为出血量多一些效果较好;对于虚证或体质虚弱的患者，出血量宜少一些，数毫升即可。血量与进针手法（针法）、刺入度（深浅）有关。

5. 治疗后反应

进针治疗中要随时询问和掌握治疗过程中患者的反应情况，尤要注意反应不及、反应太过和正常反应。

反应不及，是指治疗后未出现反应感觉，说明此次治疗未达到应有的治疗效果，应及时调整针刺操作手法，或改变治疗方案（处方），再次施术。

反应太过，即在治疗中出现异常情况，此时，一要立即按异常情况处理；二要调整针刺手法。

正常反应，是指针刺放血治疗后经常出现的两种反应：一种是刺血后患者立即感到轻松，痛苦消失；另一种反应是刺血后症状反而加重，一般在 2～4 天后逐渐缓解消失。还有部分患者刺血治疗后出现全身倦怠无力、头昏、口渴、嗜睡等，此系病后体虚，可给患者多食高营养食物，如鱼、肉、蛋等，并让其休息，保证足够的睡眠，调养三四天后即可恢复正常。此属正常反应，可不必顾虑。

6. 治疗时间

针刺放血的治疗时间，应根据病情和患者的体质强弱而定，出血量少者，可以每日 1～2 次，深刺出血量多，每周 2～3 次或每 2 周 1 次。慢性疾病，如风湿性关节炎、腰腿痛、癫痫、脑血管意外后遗症等，间隔 1～2 周刺血治病 1 次；疗效不明显、患者体质较强的，可以多针刺放血治疗。急性疾病，如急救开窍、精神病、急腹痛等，可每日 1 次，病情好转后，治疗间隔延长，如果疗效不明显，可酌情增加针刺放血次数。

多数患者经刺血治疗 1～3 次后，即有显著效果，也有的患者刺血治疗 7～8 次后始见效果。治疗次数多少、疗程长短、针刺放血间隔时间长短等，应听从医生安排，不可因为针刺放血治疗一两次，效果不明显，就轻易中断治疗。

7. 出针

出针后出血，一般任其自然停止即可。若出血量过多，当达到出血量要求后立即止血，可用碘伏棉球或酒精棉球按压针孔 5～10 分钟，其血自止；若出血量不足，或不出血，则在出针后挤压针孔，使之出血，或按摩上端血络，以加速出血，或拔火罐。

七、适应证和禁忌证

1. 适应证

(1) **内科疾病**：气管炎、支气管哮喘、肺炎、高血压病、脑血管意外后遗症、胃炎、胃溃疡、胆囊炎、胆石症、慢性肾炎、各种类型的头痛、神经衰弱、多发性神经炎等。

(2) **外科疾病**：坐骨神经痛、肩关节周围炎、带状疱疹、急性乳腺炎、颈椎病、梨状肌综合征、疮疡、疖肿、急性阑尾炎、血栓闭塞性脉管炎、前列腺炎、虫蛇咬伤、跌打损伤等。

(3) **妇科疾病**：带下病、妊娠呕吐、乳汁不足、产后尿潴留、不孕症、痛经、月经不调等。

(4) **儿科疾病**：小儿惊厥、高热、急性吐泻、脑炎后遗症、小儿麻痹后遗症、癫痫、遗尿、皮疹、疳积、泄泻、夜啼、流行性腮腺炎等。

(5) **五官科疾病**：爆发性火眼、急性结膜炎、角膜炎、麦粒肿、眩晕、鼻炎、耳鸣、耳聋、扁桃体炎等。

2. **禁忌证**

关于针刺放血疗法的禁忌证，《内经》中有详细记载，如"大脉（大动脉）不可刺"，患者大醉、大怒、大渴、大饥、大劳、大惊等情绪不稳或生活失常则不可以放血；《灵枢·五禁》中记载"五夺不可泻"，即形容已脱、大脱血之后、大汗之后、大泄之后、新产大血之后，此五夺不可以用刺血疗法。

现代中医学中刺血禁忌主要包括以下几个方面。

(1) 体质虚弱、严重贫血及低血压者慎刺或不宜放血。

(2) 患者过饥、过饱、酒醉、伴有血液病，或出血后不易止血者，应禁忌采用放血治疗。对于饥饿、疲劳、精神高度紧张者，在进食、休息、解除思虑后方可施术治疗。

(3) 孕妇及产后、习惯性流产者，不易施治或慎刺或禁刺，月经期间尽量不进行针刺放血治疗。

(4) 血友病、血小板减少性紫癜等凝血功能障碍者，应慎刺或禁止刺血。

(5) 皮肤有感染、溃疡、瘢痕者，不宜直接针刺患处，可在周围选穴针刺。

(6) 对于严重的下肢静脉曲张者，不宜进行刺血治疗或应谨慎针刺放血。一般下肢静脉曲张者，应选取边缘较小的静脉，并应控制出血量。

(7) 传染病患者和心、肝、肾功能损害者，禁止针刺放血。

(8) 外伤有大出血者禁用。

3. **注意事项**

(1) 术前要做好解释工作，消除患者的思想顾虑，使患者与术者密切配合。

(2) 针具及刺血部位应严格消毒，以防感染。

(3) 选择合适体位，原则是既要使患者舒适，又要便于施术者操作。

(4) 要熟悉解剖结构，避开动脉血管，切忌误刺。在邻近重要内脏的部位进行刺血时，切忌深刺。

(5) 操作要熟练、适中，手法要快、准、稳，针刺宜浅，出血量不要过多。

(6) 操作中要密切观察患者的治疗反应，发生异常情况要及时处理。

(7) 如病已大减，则不应继续刺血，以免损伤人体正气。

(8) 毫针禁刺的某些腧穴，原则上也禁止刺血。

4. 意外情况处理

(1) 刺血时若发生晕针，应立即停针止血，让患者平卧休息，适当饮用温开水，严重者可用毫针刺激人中、涌泉等穴。

(2) 刺血治疗后若发生血肿，可用手指挤压出血，或用火罐拔出，如仍不消，可热敷促使血肿吸收消散。

(3) 刺血时若误刺伤到动脉，应用消毒纱布局部加压止血，即可停止出血。

第 2 章　刺血常用腧穴

一、头面部常用腧穴

1. 翳风

【**特异性**】　交会穴之一，手足少阳之会。

【**标准定位**】　在耳垂后，当乳突与下颌骨之间凹陷处（图 2-1）。

【**主治**】　①耳部疾患：耳鸣、耳聋、聤耳、聋哑、中耳炎。
②面颊部疾病：口眼㖞斜、牙关紧闭、齿痛、颊肿。

▲ 图 2-1　翳风

2. 角孙

【特异性】 交会穴之一，手足少阳、手阳明、手太阳之会。

【标准定位】 在头部，折耳郭向前，当耳尖直上入发际处（图 2-2）。

【主治】 耳部肿痛、目赤肿痛、齿痛、头痛、项强。

▲ 图2-2 　角孙

3. 迎香

【特异性】 手足阳明之会。

【标准定位】 在鼻翼外缘中点旁，当鼻唇沟中（图 2-3 ）。

【主治】 ①鼻部疾病：鼻塞、不闻香臭、鼻衄、鼻渊。②面部疾病：面痒、面部浮肿。③其他：胆道蛔虫。

4. 地仓

【特异性】 交会穴之一，阳跷、手阳明、足阳明之会。

【标准定位】 在面部，巨髎直下，与口角相平，约当口角旁 0.4

▲ 图 2-3　迎香

寸处（图 2-4）。

【主治】 面颊、口齿疾病：唇缓不收、口角喎斜、流涎、齿痛、颊肿、眼睑𬌗动。

▲ 图 2-4　地仓

5. 颊车

【标准定位】 在面颊部，下颌角前上方约一横指（中指），当咀嚼时咬肌隆起，按之凹陷处（图2-5）。

【取法】 正坐或侧伏位，上下齿用力咬紧，有一肌肉（咬肌）凸起，放松时，用手切掐有凹陷，胀处是穴。

【主治】 口眼㖞斜、牙关紧闭、颊肿、齿痛、失音、颈项强痛。

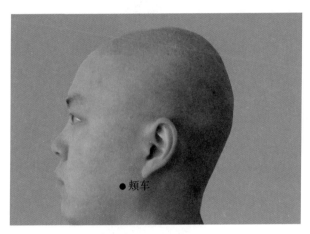

▲ 图2-5　颊车

6. 下关

【特异性】 交会穴之一，足阳明、足少阳之会。

【标准定位】 在面部，耳前方，当颧弓与下颌切迹所形成的凹陷处（图2-6）。

【取法】 正坐或侧伏位，颧骨下缘，下颌骨髁状突稍前方，闭口取穴。

【主治】 ①面颊疾病：口眼㖞斜、面痛。②口齿疾病：齿痛、

▲ 图 2-6　下关

牙关开合不利、口噤。③耳部疾病：耳聋、耳鸣、聤耳、眩晕、中耳炎、聋哑。

7. 颧髎

【特异性】　交会穴之一，手少阳、手太阳之会。

【标准定位】　在面部，当目外眦直下，颧骨下缘凹陷处（图2-7）。

【取法】　正坐或仰卧位，于颧骨下缘平线与目外眦角垂线之交点处，约与迎香同高。

【主治】　面部疾病：颊肿、面赤、面痛、目黄、眼睑瞤动、口歪、龈肿齿痛、唇痛、面肌痉挛、面神经麻痹、三叉神经痛、齿神经炎等。

8. 攒竹

【标准定位】　在面部，当眉头凹陷中，眶上切迹处（图2-8）。

▲ 图2-7　颧髎

▲ 图2-8　攒竹

【主治】　①神经系统疾病：头痛、眉棱骨痛、眼睑瞤动、口眼㖞斜。②五官科疾病：目赤肿痛、迎风流泪、近视、目视不明等。③其他：腰背肌扭伤、膈肌痉挛。

9. 承浆

【特异性】　交会穴之一，手足阳明、督脉、任脉之会。

【标准定位】　在面部，当颏唇沟的正中凹陷处（图 2-9）。

【主治】　中风昏迷、癫痫、口眼㖞斜、唇紧、面肿、齿痛、龈肿、流涎、口舌生疮、暴喑不言等。

▲图 2-9　承浆

10. 百会

【特异性】　交会穴之一，手足三阳、督脉、足厥阴脉俱会于此。

【标准定位】　在头部，当前发际正中直上 5 寸，或两耳尖连线的中点处（图 2-10）。

【取法】　正坐位，于前、后发际连线中点向前 1 寸处是穴。

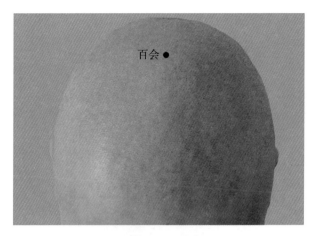

▲ 图2-10　百会

【主治】 ①神志疾病：尸厥、惊悸、中风不语、瘛疭、癫痫、癔症、耳鸣、眩晕。②脾气不升：脱肛、痔疾、阴挺。

11. 水沟（人中）

【特异性】 交会穴之一，督脉、手足阳明脉之会。

【标准定位】 在面部，当人中沟的上1/3与中1/3交点处（图2-11）。

【主治】 ①神志疾病：昏迷、晕厥、中暑、癫痫、急慢惊风、牙关紧闭。②五官科疾病：齿痛、喎僻、风水面肿、鼻塞、鼻衄等。③其他：脊膂强痛、挫闪腰痛、瘟疫、黄疸、霍乱等。

二、颈肩背部常用腧穴

1. 天柱

【标准定位】 在项部，筋（斜方肌）外缘之后发际凹陷中，约

水沟（人中）

▲ 图 2-11 水沟

当后发际正中旁开 1.3 寸（图 2-12）。

【取法】 正坐低头或俯卧位，先取哑门，再旁开 1.3 寸，当斜方肌外侧取之。

【主治】 头痛、项强、鼻塞不闻香臭、目赤肿痛、咽痛、肩背痛、足不任身。

2. 大椎

【特异性】 交会穴之一，手足三阳脉、督脉之会。

【标准定位】 在项部，当后正中线上，第 7 颈椎棘突下凹陷中（图 2-13）。

【取法】 俯卧或正坐低头位，于颈后隆起最高且能屈伸转动者

▲ 图2-12　天柱

▲ 图2-13　大椎

为第7颈椎，于其下凹陷处取穴。

【**主治**】①外感疾病：发热恶寒、头项强痛、肩背痛、风疹。

②胸肺疾病：肺胀胁满、咳嗽喘急。③心神疾病：癫狂、小儿惊风。

④本经脉循行所过部位的疾病：颈项强直、角弓反张、肩颈疼痛、颈椎病、落枕、小儿麻痹后遗症、小儿舞蹈病等。

3. 风府

【**特异性**】　交会穴之一，足太阳脉、督脉、阳维脉之会。

【**标准定位**】　在项部，当后发际正中直上 1 寸，枕外粗隆直下，两侧斜方肌之间凹陷处，正坐，头稍前倾位取穴（图 2-14）。

▲ 图 2-14　风府

【**取法**】　正坐位，头稍前倾取穴。

【**主治**】　①外感疾病：太阳中风、头痛、振寒汗出。②头项五官疾病：颈项强痛、目眩、鼻塞、鼻衄、咽喉肿痛、中风舌强难言。③神志疾病：狂走、狂言、妄见等。

4. 风池

【**特异性**】　交会穴之一，足少阳脉、阳维脉之会。

【**标准定位**】　在项部，当枕骨之下，与风府相平，胸锁乳突肌与斜方肌上端之间的凹陷处（图2-15）。

【取法】　正坐或俯伏位，于项后枕骨下两侧凹陷处，当斜方肌上部与胸锁乳突肌上端之间取穴。

▲ 图2-15　风池

【主治】　①外感疾病：头痛发热、洒淅振寒、热病汗不出、颈项强痛。②头目疾病：头痛头晕、目赤肿痛、迎风流泪、翳膜遮睛、目视不明、雀目、青盲、面肿、口歪。③耳鼻疾病：鼻渊、鼻衄、耳鸣耳聋。④神志疾病：失眠、癫痫、中风昏迷、气厥。

5. 肩井

【特异性】　交会穴之一，手足少阳脉、阳维脉之会。

【标准定位】　在肩上，当大椎穴与肩峰连线的中点（图2-16）。

【取法】　正坐位，于第7颈椎棘突高点至锁骨肩峰端连线的中点处取穴，向下直对乳头。医者以手掌后第一横纹按在患者肩胛冈下缘，拇指按在第7颈椎下，其余四指并拢按在肩上，食指靠于颈

▲ 图2-16 肩井

部，中指屈曲，中指尖处是穴。

【主治】 ①项、肩、背部疾病：肩臂疼痛、手臂不举、颈项强痛、腰髋痛。②妇科疾病：难产、崩漏、胎衣不下、产后乳汁不下。③其他：瘰疬、诸虚百劳。

6. 天宗

【标准定位】 在肩胛部，当冈下窝中央凹陷处，与第4胸椎相平（图2-17）。

【取法】 前倾坐位或俯卧位，在冈下缘与肩胛骨下角的等分线上，当上、中1/3交点处；或肩胛冈下缘与肩胛骨下角连一直线，与第4胸椎棘突下间齐平处，与臑俞、肩贞成三角形处是穴。

【主治】 肩胛痛、肘臂外后侧痛、气喘、乳痈。

7. 肺俞

【特异性】 背俞穴之一，肺之背俞穴。

▲ 图2-17 天宗

【**标准定位**】 在背部，当第3胸椎棘突下，旁开1.5寸（图 2-18）。

【**主治**】 ①胸肺疾病：咳嗽上气、胸满喘逆、咳血、喉痹、自汗盗汗、骨蒸潮热、胸闷心悸。②背部疾病：背偻如龟、脊背疼痛。

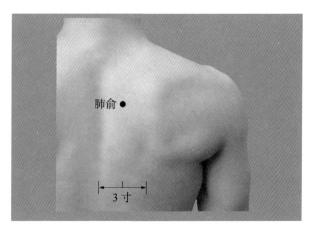

▲ 图2-18 肺俞

③皮肤疾病：皮肤瘙痒症、荨麻疹、痤疮。④其他：眩晕、呕吐、黄疸、癫狂、肉痛皮痒等。

8. 肝俞

【**特异性**】 背俞穴之一，肝之背俞穴。

【**标准定位**】 在脊柱区，第 9 胸椎棘突下，后正中线旁开 1.5 寸（图 2-19）。

▲ 图 2-19 肝俞

【**主治**】 ①肝胆疾病：脘腹胀满、胸胁支满、黄疸结胸、吞酸吐食、饮食不化、心腹积聚痞闷。②神志疾病：癫狂、痫证。③眼部疾病：目赤痛痒、胬肉攀睛，目生白翳、多眵、雀目、青盲、目视不明。④血证：咳血、吐血、鼻衄。⑤经筋病：颈项强痛、腰背痛、寒疝。⑥妇科疾病：月经不调、闭经、痛经。⑦其他：头痛、眩晕。

9. 胆俞

【**特异性**】 背俞穴之一，胆之背俞穴。

【**标准定位**】 在脊柱区，第 10 胸椎棘突下，后正中线旁开 1.5 寸（图 2-20）。

【**主治**】 黄疸、肺痨。

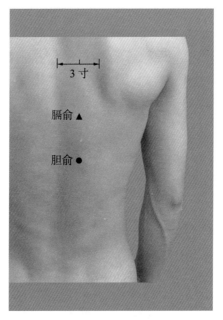

▲ 图 2-20　胆俞

10. 脾俞

【**特异性**】 背俞穴之一，脾之背俞穴。

【**标准定位**】 在背部，当第 11 胸椎棘突下旁开 1.5 寸处（图

2-21）。

【主治】①胃肠疾病：腹胀、呕吐、泄泻、痢疾、完谷不化、噎膈、胃痛。②血证：吐血、便血、尿血。③其他：黄疸、水肿、羸瘦、痞癖积聚、四肢不收、遗精、白浊、喘息、腰背痛。

▲ 图2-21　脾俞

11. 胃俞

【特异性】背俞穴之一，胃之背俞穴。

【标准定位】在背部，当第12胸椎棘突下，旁开1.5寸处（图2-22）。

【主治】①胃肠疾病：胃脘痛、反胃、呕吐、肠鸣、完谷不化、

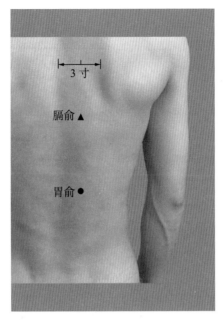

▲ 图2-22　胃俞

噎膈、泄泻、痢疾、小儿疳积。②其他：腰脊挛痛、痿证、咳嗽、经闭、痛疽、神经衰弱、进行性肌营养不良。

12.心俞

【特异性】 背俞穴之一，心之背俞穴。

【标准定位】 在背部，当第5胸椎棘突下，旁开1.5寸处（图2-23）。

【主治】 ①心脏疾病：胸引背痛、心痛、心悸、心烦胸闷。②神志疾病：癫狂、痫证、失眠、健忘、悲愁恍惚。③其他：梦遗、盗汗、溲浊、气喘、咳嗽咯血、呕吐不食、噎膈、肩背痛、痈疽发背。

▲ 图 2-23　心俞

13. 膈俞

【特异性】八会穴之血会。

【标准定位】在脊柱区，第 7 胸椎棘突下，后正中线旁开 1.5 寸（图 2-24）。

▲ 图 2-24　膈俞

【主治】 ①血证：咯血、衄血、便血、产后败血冲心。②心胸疾病：心痛、心悸、胸痛、胸闷。③脾胃疾病：呕吐、呃逆。④肺系疾病：盗汗。⑤皮肤病：荨麻疹、湿疹等。

三、胸腹部常用腧穴

1. 天枢

【特异性】 大肠的募穴。

【标准定位】 在腹部，横平脐中，前正中线旁开 2 寸(图 2-25)。

▲ 图 2-25　天枢

【主治】 胃肠疾病：呕吐纳呆、腹胀肠鸣、绕脐痛、脾泄不止、赤白痢疾、便秘。

2. 关元

【特异性】 小肠的募穴。

【**标准定位**】　在下腹部，前正中线上，脐中下 3 寸（图 2-26）。

【**主治**】　腹部疾病、妇科疾病、胃肠疾病、虚证。

5 寸

● 关元

▲ 图 2-26　关元

3. 气海

【**标准定位**】　在下腹部，前正中线上，脐中下 1.5 寸（图 2-27）。

【**主治**】　腹部疾病、妇科疾病、胃肠疾病、虚证。

4. 中脘

【**特异性**】　八会穴之一，腑会。

【**标准定位**】　在上腹部，前正中线上，脐中上 4 寸（图 2-28）。

【**主治**】　①脾胃疾病。②神志疾病：中暑、脏躁、癫狂、尸厥、头痛。③其他：喘息不止、月经不调、闭经、妊娠恶阻。

5. 鸠尾

【**特异性**】　任脉的络穴。

【**标准定位**】　在上腹部，前正中线上，胸剑结合部下 1 寸（图

▲ 图2-27　气海

▲ 图2-28　中脘

2-29）。

【主治】　胸满咳逆。

6. 膻中

【特异性】　八会穴之一，气会。

▲ 图 2-29 鸠尾

【标准定位】 在胸部，前正中线上，横平第 4 肋间隙（图 2-30）。

【主治】 ①胸肺疾病：胸闷气短、咳喘。②其他：噎膈、产妇乳少、小儿吐乳。

7. 天突

【标准定位】 在颈前区，前正中线上，胸骨上窝中央（图 2-31）。

▲ 图 2-30 膻中

● 天突

▲ 中庭

▲ 图2-31 天突

【主治】 ①胸肺疾病：哮喘、咳嗽、咯吐脓血。②颈部疾病：暴喑、咽喉肿痛、瘿气、梅核气。③其他：心与背相控而痛、癥疹。

8. 定喘

【标准定位】 在脊柱区，横平第7颈椎棘突下，后正中线旁开0.5寸（图2-32）。

【主治】 ①呼吸系统疾病：支气管炎、支气管哮喘、百日咳。②其他：麻疹、肩背软组织疾病、落枕等。

四、腰骶部常用腧穴

1. 次髎

【标准定位】 在骶区，正对第2骶后孔中（图2-33）。

【主治】 月经不调、带下、遗精、阳痿、阴挺、二便不利、腰骶痛、膝软。

▲ 图 2-32　定喘

▲ 图 2-33　次髎

2. 长强

【特异性】　督脉的络穴。

【标准定位】　在会阴区，尾骨下方，尾骨端与肛门连线的中点处（图 2-34）。

长强

▲ 图2-34 长强

【取法】 俯卧位或膝胸卧位，按取尾骨下端与肛门之间的凹陷处取穴。

【主治】 泄泻、便秘、便血、痔疾、脱肛。

3. 命门

【标准定位】 在脊柱区，后正中线上，第2腰椎棘突下凹陷中（图2-35）。

【取法】 俯卧位，先取后正中线约与髂嵴平齐的腰阳关，在腰阳关向上两个棘突的上方凹陷处是穴。一说本穴在与脐相对的棘突下缘。

【主治】 ①生殖系统疾病：遗精、阳痿、不孕、白浊、赤白带下。②二便疾病：遗尿、小便不利、泄泻。③腰骶、下肢疾病：腰脊强痛、虚损腰痛、下肢痿痹。④其他：汗不出、寒热疟疾、小儿发痫。

▲ 图2-35 命门

4. 至阳

【标准定位】 在脊柱区，后正中线上，第7胸椎棘突下凹陷中（图2-36）。

【取法】 俯卧位，双臂紧贴身体两侧，与两肩胛骨下角相平的第7胸椎棘突下方是穴。

【主治】 胸胁胀痛、黄疸、腰痛、脊强。

5. 肾俞

【特异性】 背俞穴之一，通肾。

【标准定位】 在脊柱区，第2腰椎棘突下，后正中线旁开1.5寸（图2-37）。

【取法】 俯卧位，先取与脐相对的命门穴，再于命门旁1.5寸处取穴。

【主治】 遗精、阳痿、月经不调、白带、不孕、遗尿、小便不利、水肿、腰膝酸痛、目昏、耳鸣、耳聋。

▲ 图2-36 至阳

▲ 图2-37 肾俞

6. 大肠俞

【标准定位】 在脊柱，当第 4 腰椎棘突下，后正中线旁开 1.5 寸（图 2-38）。

【主治】 腹痛、腹胀、泄泻、肠鸣、便秘、痢疾、腰脊强痛等。

▲ 图 2-38 大肠俞

7. 腰阳关

【标准定位】 在脊柱区，后正中线上，第 4 腰椎棘突下凹陷中（图 2-39）。

【取法】 俯卧位，先按取两侧髂嵴，髂嵴平线与正中线交点处相当于第 4 腰椎棘突，棘突下方凹陷处即是本穴。

【主治】 腰骶痛、下肢痿痹、遗精、阳痿、月经不调。

8. 筋缩

【标准定位】 在脊柱区，后正中线上，第 9 胸椎棘突下凹陷中（图 2-40）。

▲ 图2-39 腰阳关

▲ 图2-40 筋缩

【主治】 抽搐、脊强、四肢不收、筋挛拘急、癫痫、惊痫等。

9. 身柱

【标准定位】 在脊柱区，后正中线上，第 3 胸椎棘突下凹陷中（图 2-41）。

【主治】 咳嗽、气喘、疔疮发背。

▲ 图 2-41　身柱

10. 秩边

【标准定位】 在骶区，横平第 4 骶后孔，骶正中嵴旁开 3 寸（图 2-42）。

【取法】 俯卧位，与骶管裂孔相平，后正中线旁开 3 寸处取穴。

【主治】 腰骶痛、下肢痿痹、痔疾、大便不利、小便不利。

11. 环跳

【标准定位】 在臀区，股骨大转子最凸点与骶管裂孔连线的外

▲ 图2-42　秩边

1/3 与内 2/3 交点处（图 2-43）。

【取法】 侧卧，伸下腿，屈上腿（成 90°），以小指关节横纹按在大转子上，拇指指向脊柱，拇指尖止处是穴；侧卧，于大转子后

▲ 图2-43　环跳

方凹陷处，约当股骨大转子与骶管裂孔连线的外中 1/3 交点处。

【主治】①腰腿部疾病：腰胯疼痛、挫闪腰痛、下肢痿痹、膝踝肿痛。②其他：遍身风疹、半身不遂等。

12. 承扶

【标准定位】在股后区，臀沟的中点（图 2-44）。

【主治】腰、骶、臀、股部疼痛，下肢瘫痪，痔疮。

▲ 图 2-44　承扶

五、四肢部常用腧穴

1. 肘髎

【标准定位】在臂外侧，屈肘，曲池上方 1 寸，当肱骨边缘处

（图 2-45 ）。

【取法】 在臂外侧，屈肘取穴，从曲池向外斜上方 1 寸，当肱三头肌的外缘、肱骨边缘处。

▲ 图 2-45　肘髎

【主治】 ①上肢疾病：肩臂肘疼痛，上肢麻木、拘挛，嗜卧。②其他：瘰疬瘿瘤、吐血、风热瘾疹。

2. 曲池

【特异性】 五输穴之一，手阳明大肠经合穴。

【标准定位】 屈肘，在肘横纹桡侧凹陷处（图 2-46 ）。

【取法】 屈肘成直角，当肘弯横纹尽头处；屈肘，于尺泽和肱骨外上髁连线的中点处取穴。

【主治】 ①外感疾病：咽喉肿痛、咳嗽、气喘、热病。②胃肠疾病：腹痛、吐泻、痢疾、肠痈、便秘。③头面疾病：齿痛、目赤痛、目不明。④皮肤疾病：疮、疥、瘾疹、丹毒。⑤神志疾病：心

曲池●

▲ 图2-46　曲池

中烦满、癫狂、善惊、头痛。⑥本经脉所过部位的疾病：手臂肿痛，
上肢不遂，手肘肩无力，肩膊、臂神经疼痛。⑦其他：消渴、水肿、
月经不调、乳少。

3. 尺泽

【特异性】　五输穴之一，手太阴肺经合穴。

【标准定位】　在肘横纹中，肱二头肌肌腱桡侧凹陷中（图
2-47）。

【主治】　①肺部疾病：咳嗽、气喘、咯血、咽喉肿痛、胸部胀
满。②热病：潮热、舌干、咽喉肿痛、小儿惊风、乳痈。③胃肠疾
病：吐泻、绞肠痧。④本经脉所过部位的疾病：肘臂挛痛。

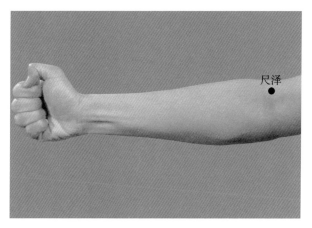

▲ 图2-47　尺泽

4. 曲泽

【特异性】 五输穴之一，手厥阴心包经合穴。

【标准定位】 在肘横纹中，当肱二头肌肌腱的尺侧缘（图 2-48 ）。

【取法】 掌心向上，微屈肘，在肘横纹中，肱二头肌肌腱的尺

▲ 图2-48　曲泽

侧，避开血管取穴。

【**主治**】 ①心脑疾病：心痛善惊、心悸、心烦。②脾胃疾病：口干、呕吐、呕血、霍乱。③本经脉所过部位的疾病：肘臂挛痛不伸。④其他：痧症、风疹、身热烦渴、伤寒。

5. 手三里

【**标准定位**】 在前臂背面桡侧，当阳溪与曲池连线上，肘横纹下 2 寸（图 2-49）。

手三里●

▲ 图 2-49　手三里

【**取法**】 屈肘取穴。屈肘，取手阳明经经穴，手三里即在肘端（肱骨外髁）下 3 寸处。

【**主治**】 ①胃肠疾病：腹痛。②头面疾病：齿痛、失音、颊肿、舌痛、目赤痛、目不明。③本经脉所过部位的疾病：手臂肿痛、上肢不遂、手肘肩无力、腰痛、肘挛不伸、肩臂痛。

6. 外关

【特异性】 手少阳三焦经络穴。八脉交会穴之一，交阳维脉。

【标准定位】 在前臂背侧，当阳池与肘尖的连线上，腕背横纹上2寸，尺骨与桡骨之间（图2-50）。

▲ 图2-50 外关

【取法】 伸臂俯掌，于腕背横纹中点直上2寸，尺、桡骨之间，于内关穴相对处取穴。

【主治】 ①外感疾病：热病、咳嗽、疟腮、感冒。②头面耳目

疾病：头痛、耳鸣、颊痛、鼻衄、牙痛、目赤肿痛。③神经系统疾
病：急惊风。④胃肠疾病：腹痛、便秘、肠痈、霍乱。⑤本经脉所
过部位的疾病：胸胁痛；五指尽痛，不能握物；肘臂屈伸不利；上
肢筋骨疼痛；手颤；肩痛。

7. 内关

【特异性】　手厥阴心包经络穴。八脉交会穴之一，交阴维脉。

【标准定位】　在前臂掌侧，当曲泽与大陵穴的连线上，腕横纹
上 2 寸（图 2-51）。

▲ 图 2-51　内关

【取法】　伸臂掌心向上，于掌后第一横纹正中(大陵)直上 2 寸，
当掌长肌腱与桡侧腕屈肌腱之间处。

【主治】　①心神血脉疾病：心痛、心悸、善惊、烦心、失眠、
脏躁、癫痫、狂妄。②脾胃疾病：胃脘疼痛、呕吐、呃逆、黄疸、
妊娠恶阻。③胸部疾病：胸胁支满、哮喘、乳癖、乳汁缺乏。④本

经脉所过部位的疾病：肘臂挛痛。⑤其他：产后血晕、痛经、月经不调、热病汗不出、头项强、目昏、面赤肌热、脱肛。

8. 列缺

【特异性】 手太阴肺经络穴。八脉交会穴之一，交任脉。

【标准定位】 在前臂桡侧缘，桡骨茎突上方，腕横纹上 1.5 寸，当肱桡肌与拇长展肌腱之间（图 2-52）。

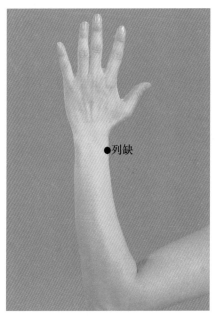

▲ 图 2-52　列缺

【取法】 以左右两手虎口交叉，一手食指押在另一手的桡骨茎突上，当食指尖凹陷处是穴。或立掌或侧掌，拇指向外上方翘起，先取两筋之间的阳溪穴上，在阳溪穴上 1.5 寸的桡骨茎突中部有一凹陷即是。

【**主治**】　①肺系疾病：咳嗽、气喘、少气不足以息。②头项五官疾病：偏正头痛、项强、口眼㖞斜、牙痛、咽喉痛、鼻渊。③本经脉循行所过部位疾病：掌中热、上肢不遂、手腕无力。④其他：惊痫、尿血、小便热、阴茎痛、荨麻疹、无脉症、遗尿。

9. 阳溪

【**特异性**】　五输穴之一，手阳明大肠经经穴。

【**标准定位**】　在腕上桡侧，当拇短伸肌腱与拇长伸肌腱之间凹陷处（图 2-53）。

【**取法**】　拇指上翘，在手腕桡侧，当两筋（拇长伸肌腱与拇短伸肌腱）之间，腕关节桡侧处取穴。

▲ 图 2-53　阳溪

【主治】 ①头面五官疾病：头痛厥逆、目赤肿痛、耳聋、耳鸣、鼻衄、齿痛、咽喉肿痛、舌本痛、吐舌。②神志疾病：热病心烦、癫狂、痫证、狂言、善笑、妄见。③本经脉所过部位的疾病：手腕痛、五指拘急。④其他：胸满不得息、肠澼、瘾疹、痂疥。

10. 神门

【特异性】 五输穴之一，手少阴心经输穴，手少阴心经原穴。

【标准定位】 在腕部，腕掌侧横纹尺侧端，当尺侧腕屈肌腱的桡侧缘凹陷处（图2-54）。

▲ 图2-54　神门

【取法】 掌心向上，于豌豆骨后缘桡侧，当掌后第一横纹上取穴。

【主治】 ①神志疾病：心烦、善忘、不寐、痴呆、癫狂、痫证、头痛头昏。②心系疾病：心痛、心悸、怔忡、冠心病、心律不齐。③本经脉所过部位的疾病：目眩、目黄、咽干、失音、手臂寒痛、麻木、尺神经麻痹、无脉症、舌骨肌麻痹。④其他：喘逆上气、呕血、热病不嗜食。

11. 合谷

【特异性】　手阳明大肠经原穴。

【标准定位】　在手背，第一、二掌骨之间，当第二掌骨桡侧中点处（图 2-55）。

▲ 图 2-55　合谷

【取法】　拇、食两指张开，以另一手的拇指关节横纹放在虎口上，当虎口与第一、二掌骨结合部连线的中点；拇、食指合拢，在肌肉的最高处取穴。

【主治】　①外感疾病：热病无汗、汗出伤风、咳嗽哮喘、疟腮、喉痹。②头面五官疾病：头痛目眩、鼻塞鼻衄、鼻渊、耳聋耳鸣、目赤肿痛、眼睑下垂、牙痛、牙肿、咽喉肿痛、口疮、口噤、口眼㖞斜、舌痛。③胃肠疾病：胃腹痛、便秘、痢疾。④妇科疾病：

月经不调、痛经、经闭、滞产、胎衣不下、恶露不止、乳少。⑤本经脉所过部位的疾病：指挛、手指屈伸不得、臂痛、上肢不遂。⑥其他：瘾疹、皮肤瘙痒、荨麻疹、久痉、高血压、无脉症、小儿舞蹈病。

12. 鱼际

【特异性】 五输穴之一，手太阴肺经荥穴。

【标准定位】 在手拇指本节（第一掌指关节）后凹陷处，约当第一掌骨中点桡侧，赤白肉际处（图2-56）。

【取法】 侧掌，微握掌，腕关节稍向下屈，于第一掌骨中点赤白肉际处取穴。

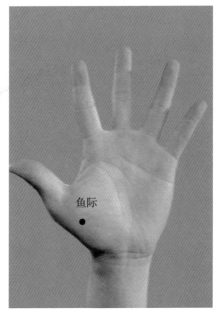

▲ 图2-56　鱼际

【主治】①肺系疾病：咳血、失音、喉痹、咽干。②热病：身热头痛、乳痈、掌中热。③本经脉所过部位的疾病：肘挛、指痛。④其他：目眩、腹满、腹痛食不下、心悸、小儿单纯性消化不良。

13. 劳宫

【特异性】五输穴之一，手厥阴心包经荥穴。

【标准定位】在手掌心，当第二、三掌骨之间偏于第三掌骨，屈指握拳时中指尖处（图 2-57）。

●劳宫

▲ 图 2-57　劳宫

【取法】屈指握拳，以中指、无名指尖切压在掌心横纹，当二、三掌骨之间，紧靠第三掌骨桡侧缘处是穴。

【主治】①心胸疾病：心痛、心悸、胸胁支满、胁痛、气逆。

②神志疾病：心烦善怒、喜笑不休、癫狂、小儿惊厥。③热病：溺赤、大便下血。④本经脉所过部位的疾病：掌中热、鹅掌风、手指麻木、手掌多汗症。⑤其他：目黄、口中糜烂、口腔炎。

14. 少商

【特异性】　五输穴之一，手太阴肺经井穴。

【标准定位】　在手拇指末节桡侧，距指甲角 0.1 寸（图 2-58）。

▲ 图 2-58　少商

【取法】　侧掌，微握拳，拇指上翘，手拇指爪甲桡侧缘和基底部各作一直线，相交处取穴。

【主治】　①肺系疾病：咳嗽、气喘、喉痹、鼻衄。②神志疾病：中风昏迷、癫狂、小儿惊风。③本经脉所过部位的疾病：指腕挛急。④其他：热病、中暑呕吐、心下满。

15. 风市

【标准定位】　在大腿外侧中线上，当腘横纹上 7 寸处；或直立垂手时，中指尖处（图 2-59）。

【主治】　中风半身不遂、下肢痿痹、脚气、遍身瘙痒。

▲ 图 2-59　风市

16. 血海

【标准定位】　屈膝，在大腿内侧，髌底内侧端上 2 寸，当股四头肌内侧头的隆起处（图 2-60）。

【取法】　正坐屈膝，于髌骨内上缘上 2 寸，当股内侧肌突起中点处取穴；或正坐屈膝，医者面对患者，用手掌按在患者髌骨上，掌心对准髌骨顶端，拇指向内侧，当拇指尖所到之处是穴。

【主治】　①脾胃疾病：气逆、腹胀。②肝肾疾病：小便不利。

▲ 图2-60　血海

③妇科疾病：崩漏、丹毒、月经过多、月经不调、痛经、白带过多、产后血晕、恶露不行、女子瘾瘕。④皮肤疾病：湿疹、荨麻疹、丹毒、疥疮。⑤本经脉所过部位的疾病：膝痛、股内侧痛、脚气、痿证。

17. 梁丘

【特异性】 足阳明胃经之郄穴。

【标准定位】 屈膝，在大腿前面，当髂前上棘与髌骨外上缘的连线上，髌骨外缘上2寸（图2-61）。

【主治】 ①脾胃疾病：胃脘疼痛、肠鸣泄泻。②本经脉所过部位的疾病：膝脚腰痛、冷痹不仁、鹤膝风、下肢不遂、乳痈。

▲ 图 2-61　梁丘

18. 委中

【特异性】　五输穴之一，足太阳膀胱经合穴，膀胱下合穴。

【标准定位】　俯卧位，在腘横纹中点，当股二头肌腱与半腱肌的中间（图 2-62）。

【主治】　①本经所过部位的疾病：腰脊痛，尻股寒、髀枢痛、风寒湿痹、半身不遂、筋挛急、脚弱无力、脚气。②皮肤疾病：丹毒、疔疮、疖肿、肌衄、皮肤瘙痒。③胃肠疾病：腹痛、吐泻。

19. 委阳

【特异性】　下合穴之一，三焦下合穴。

【标准定位】　在腘横纹外侧端，当股二头肌腱内侧缘处

▲ 图2-62　委中

（图2-63）。

【取法】　俯卧位，先取腘窝正中的委中穴，向外1寸处即是。

【主治】　①二阴疾病：小便淋沥、遗溺、癃闭、便秘。②本经所过部位的疾病：腰背痛、肢筋急痛、腿足挛缩。③其他：腋下肿、

▲ 图2-63　委阳

胸腹胀。

20. 阳陵泉

【**特异性**】 五输穴之一，足少阳胆经合穴。八会穴之一，筋会。

【**标准定位**】 正坐屈膝垂足，在小腿外侧，当腓骨头前下方凹陷中（图 2-64 ）。

▲ 图 2-64　阳陵泉

【**主治**】 ①头面疾病：头痛、耳鸣、耳聋、目痛、颊肿。②胸部疾病：胸胁痛、乳肿痛、气喘、咳逆。③胆肝疾病：胸胁支满、胁肋疼痛、呕吐胆汁、寒热往来、黄疸。④本经脉所过部位的疾病：膝肿痛、下肢痿痹、麻木，脚胫酸痛，筋挛，筋软，筋缩，筋紧，脚气，半身不遂。⑤其他：虚劳失精、小便不禁、遗尿。

21. 足三里

【特异性】 五输穴之一，足阳明胃经合穴。胃下合穴。

【标准定位】 在小腿前外侧，当犊鼻下 3 寸，距胫骨前嵴约 1
横指（图 2-65）。

足三里

▲ 图 2-65 足三里

【取法】 正坐屈膝，于外膝眼（犊鼻）直下一夫（3 寸），距胫
骨前嵴一横指处取穴。或正坐屈膝，用手从膝盖正中往下摸取胫骨
粗隆，胫骨粗隆外下缘直下 1 寸处是穴。

【主治】 ①脘腹疾病：胃痛、呕吐、腹胀、肠鸣、消化不良、

泄泻、便秘、痢疾、霍乱遗矢、疳积。②心神疾病：心烦、心悸气短、不寐、癫狂、妄笑、中风。③胸肺疾病：喘咳痰多、喘息、虚痨、咯血。④少腹疾病：小便不利、遗尿、疝气。⑤妇科疾病：乳痈、妇人血晕、子痫、妊娠恶阻、赤白带下、痛经、滞产、产后腰痛、妇人脏躁。⑥本经所过部位的疾病：膝胫酸痛、下肢不遂、脚气、坐骨神经痛、下肢瘫痪、膝关节及周围软组织疾病。⑦其他：水肿、头晕、鼻疾、耳鸣、眼目诸疾、真气不足、脏气虚惫、五劳七伤等。

22. 阴陵泉

【特异性】　五输穴之一，足太阴脾经合穴。

【标准定位】　在小腿内侧，当胫骨内侧髁后下缘凹陷处（图2-66）。

【取法】　正坐屈膝或仰卧，于膝部内侧，胫骨内侧髁后下方约胫骨粗隆下缘平齐处取穴。

【主治】　①脾胃疾病：腹痛、腹胀、食欲不振、黄疸、霍乱吐泻。②脾肾疾病：水肿、小便不利或失禁、遗尿、遗精、阳痿。③妇科疾病：月经不调、痛经、带下。④皮肤疾病：湿疹、荨麻疹、疥疮。⑤本经所过部位的疾病：膝痛、脚气、痿证。⑥其他：心悸、多寐、头晕、头痛、咳嗽痰多。

23. 承山

【标准定位】　在小腿后面正中，委中与昆仑之间，当伸直小腿或足跟上提时腓肠肌肌腹下出现尖角凹陷处（图2-67）。

【取法】　俯卧位，下肢伸直，足趾挺而向上，其腓肠肌部出现"人"字陷纹，从其尖下取穴。

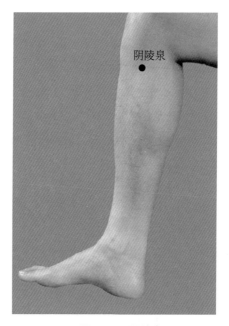

阴陵泉

▲ 图 2-66　阴陵泉

【主治】　痔疮、便秘、脱肛、癫疾、鼻衄、疝气、腰背痛、腿痛。

24. 悬钟

【特异性】　八会穴之一，髓会。

【标准定位】　正坐垂足或卧位，在小腿外侧，外踝尖上 3 寸，当腓骨后缘与腓骨长肌腱、腓骨短肌腱之间凹陷处（图 2-68）。

【取法】　正坐垂足或卧位，从外踝尖向腓骨上摸，当腓骨后缘与腓骨长肌腱、腓骨短肌腱之间凹陷处取穴。

【主治】　①筋骨病：颈项强、四肢关节酸痛、半身不遂、筋骨挛痛、脚气、躄足、跟骨痛、附骨疽。②胸胁疾病：瘰疬、腋肿、

▲图2-67 承山

心腹胀满、胸胁疼痛。③其他：头晕、失眠、记忆力减退、耳鸣耳聋、高血压。

25. 三阴交

【特异性】 交会穴之一，足太阴、足厥阴、足少阴脉之会。

【标准定位】 在小腿内侧，当足内踝尖上3寸，胫骨内侧缘后方（图2-69）。

【取法】 正坐或仰卧，内踝尖直上4横指（一夫）处，胫骨内侧面后缘取穴。

【主治】 ①脾胃疾病：脾胃虚弱，肠鸣腹胀、腹痛、泄泻、胃痛呕吐、呃逆、痢疾、黄疸、霍乱、饮食不化。②妇科疾病：月经

▲ 图2-68 悬钟

不调、崩漏、赤白带下、经闭、癥瘕、难产、不孕症、产后血晕、恶露不行。③肝肾疾病：水肿、小便不利、遗尿、癃闭、阴挺、遗精、阳痿、阴茎痛、疝气、睾丸缩腹。④精神神经系统疾病：癫痫、失眠、狂证、小儿惊风。⑤本经所过部位的疾病：足痿痹痛、脚气、下肢神经痛或瘫痪。

26. 太溪

【特异性】 五输穴之一，足少阴肾经输穴，足少阴肾经原穴。

【标准定位】 在足内侧，内踝后方，当内踝尖与跟腱之间的凹陷处（图2-70）。

【主治】 ①肾脏疾病：遗尿、癃闭、淋证、遗精、阳痿、小

▲ 图2-69　三阴交

便频、水肿。②妇科疾病：月经不调、经闭、带下、不孕。③胸肺疾病：咳嗽、气喘、咯血。④神志疾病：失眠、健忘、神经衰弱。⑤五官疾病：头痛、牙痛、咽喉肿痛、暴喑、鼻衄、耳鸣耳聋、青盲、夜盲、口中热。⑥本经所过部位的疾病：内踝肿痛、足跟痛、下肢厥冷、厥脊痛。⑦其他：虚劳、脱证、脱发、咯血、消渴。

27. 太冲

【标准定位】　在足背，当第一、二跖骨间，跖骨底结合部前方凹陷中，或触及动脉搏动处（图2-71）。

【取法】　正坐垂足或仰卧位，于足背第一、二跖骨之间，跖骨底结合部前方凹陷处，当姆长伸肌腱外缘处取穴。

● 太溪

▲ 图2-70　太溪

● 太冲

▲ 图2-71　太冲

【主治】　①肝肾疾病：阴痛、精液不足、狐疝、遗尿、癃闭、小便赤、淋病、呕吐、胸胁支满、绕脐腹痛、飧泄。②妇科疾病：月经不调、痛经、经闭、崩漏、带下、难产、乳痛。③本经所过部位的疾病：筋挛、腿软无力、脚气红肿、五趾拘急、喉痛嗌干、口中烂、口喎、头昏目痛、头痛。④神志疾病：小儿惊风、癫痫、心烦、失眠。⑤其他：腰脊疼痛、瘰疬。

28. 涌泉

【特异性】　五输穴之一，足少阴肾经井穴。

【标准定位】　在足底部，蜷足时前部凹陷处，约当足底二、三趾趾缝纹头与足跟连线的前 1/3 与后 2/3 交点处（图 2-72）。

▲ 图 2-72　涌泉

【取法】 仰卧或俯卧位，五趾跖屈，屈足掌，当足底掌心前面正中凹陷处取穴。

【主治】 ①神志疾病：尸厥、癫狂、痫证、善恐、善忘、小儿惊风。②头面五官疾病：头痛、头晕、目眩、舌干、咽喉肿痛、鼻衄、喑不能言。③胸肺疾病：喘逆、咳嗽短气、咳血、肺痨。④前阴疾病：阳痿、经闭、难产、妇人无子。⑤本经脉所过部位的疾病：足心热、五趾尽痛、下肢瘫痪、奔豚气。

第3章　内科疾病

一、感冒

【概述】

感冒，又称伤风，是由病毒或细菌引起的急性上呼吸道炎症。一年四季均可发病，但以春冬季及气候骤变时多发。主要临床表现为恶寒（恶风）、发热（体温一般不超过39℃）、鼻塞、流涕、喷嚏、声重、头痛、咽痛、咳嗽、全身酸痛、乏力、食欲减退等。如在一个时期内广泛流行，症状多类似，称为时行感冒。

【诊断标准】（参考国家中医药管理局1994年发布的《中医病证诊断疗效标准》）

(1) 鼻塞流涕，喷嚏，咽痒或痛，咳嗽。

(2) 恶寒发热，无汗或少汗，头痛，肢体酸楚。

(3) 四时皆有，以冬春季节为多见。

(4) 血白细胞总数正常或偏低，中性粒细胞减少，淋巴细胞相对增多。

【辨证分型】（参考国家中医药管理局1994年发布的《中医病证诊断疗效标准》）

(1) 风寒束表：恶寒发热，无汗，头痛身疼，鼻塞流清涕，喷嚏。舌苔薄白，脉浮紧或浮缓。

(2) 风热犯表：发热恶风，头胀痛，鼻塞流黄涕，咽痛咽红，咳嗽。舌边尖红，苔白或微黄，脉浮数。

(3) 暑湿袭表：见于夏季，头昏胀重，鼻塞流涕，恶寒发热，或热势不扬，无汗或少汗，胸闷泛恶。舌苔黄腻，脉濡数。临床尚有体虚感冒，以及夹湿、夹滞等兼证。

【治疗】

1. 处方一

取穴：大椎。

适应证型：风热犯表型。

操作：患者取俯卧位，常规消毒后，以三棱针点刺大椎穴2～3下，并挤捏穴位出血数滴，然后用适宜大小的玻璃罐采用闪火法拔罐，留罐5～10分钟（图3-1）。每天1次，最长不超过3天。

▲ 图3-1　点刺大椎穴

2. 处方二

取穴：耳尖。

适应证型：风寒束表型。

操作：取坐位，常规消毒后，用左手将耳尖穴之皮肤捏紧，右手拇、食、中指以执笔式持三棱针点刺 1～2 下，深 0.5～1mm，然后术者用双手稍用力挤捏，每挤 1 滴血用酒精棉球擦净，反复挤压，直至血色变淡时停止，再用消毒干棉球按压针孔（图 3-2）。每日 1 次，连续 3～4 次，双侧耳尖穴交替使用。

▲ 图 3-2　**点刺耳尖穴**

3. 处方三

取穴：大椎、太阳。

适应证型：风寒束表型。

操作：取仰卧位，先取两侧太阳穴，常规消毒后，用三棱针浅刺，每穴刺 2～3 下，挤出少量血液，然后用小玻璃罐采用闪火法拔罐，留罐 3～5 分钟，至出血停止即可起罐。而后取俯卧位，选定大椎穴，常规消毒后，用三棱针点刺 3～5 下，再用闪火法拔火罐，留罐 5～10 分钟（图 3-1 和图 3-3）。隔日治疗 1 次。

▲ 图 3-3　点刺太阳穴

4. 处方四

取穴：大椎、肺俞、风门。

适应证型：风寒束表型。

操作：常规消毒后，用梅花针轻度叩刺大椎、双侧肺俞、风门，以局部皮肤发红或隐隐出血为度，然后用适宜大小的玻璃罐采用闪火法拔罐，留罐 5～10 分钟（图 3-4）。每天 1 次，最长不超过 3 天。

【临床报道】

治法：取仰卧位，先取两侧太阳穴，常规消毒后用三棱针浅

大椎

风门
肺俞

风门

▲ 图3-4　叩刺大椎、肺俞、风门穴

刺，每穴刺 3~5 下，挤出少量血液，每穴 0.5~1ml。而后取坐位，头向前低，取大椎穴，用三棱针刺 3~5 下，再加拔火罐，出血量 1~3ml，隔日 1 次。

结果：治疗 244 例，病程短者半天，长者半个月。经 1 次治疗后痊愈 57 例，2 次治愈 98 例，3 次治愈 66 例，好转 23 例，有效率 100%。

体会：大椎、太阳穴放血，可起到祛风泻热，解表，通络止痛之功，无论是风寒感冒、风热感冒均有良好效果。若再配合服用适当的抗感冒药物，效果更好。[殷风新，刘叶青 . 大椎、太阳穴放血治疗感冒 . 中国针灸，2000(2):127.]

二、慢性支气管炎

【概述】

慢性支气管炎，是指感染或非感染因素引起气管、支气管黏膜及其周围组织的慢性非特异性炎症。其病理特点是支气管腺体增生、黏液分泌增多。临床出现连续 2 年以上，每年持续 3 个月以上的咳嗽、咳痰或气喘等症状。早期症状轻微，多在冬季发作，春暖后缓解；晚期炎症加重，症状长年存在，不分季节。疾病进展又可并发阻塞性肺气肿、肺源性心脏病，严重影响患者的劳动力和健康。属中医学"咳嗽"范畴。

【诊断标准】（参考 1979 年 11 月全国慢性支气管炎临床专业会议修订标准）

(1) 以咳嗽、咯痰为主要症状，或伴有喘息。每年发病持续 3 个月，并连续 2 年以上。

(2) 排除具有咳嗽、咯痰、喘息症状的其他疾病，如肺结核、尘肺、肺脓肿、心脏病、心功能不全、支气管扩张、支气管哮喘、慢性鼻咽疾病等。

【辨证分型】（参考国家中医药管理局 1994 年发布的《中医病证诊断疗效标准》）

1. 急性期

(1) 外感六淫

①风寒袭肺：咳嗽声重，咯痰稀薄色白，恶寒，或有发热，无汗。舌苔薄白，脉浮紧。

②风热犯肺：咳嗽气粗，咯痰黏白或黄，咽痛或咳声嘶哑，或有发热，微恶风寒，口微渴。舌尖红，苔薄白或黄，脉浮数。

③燥邪伤肺：干咳少痰，咯痰不爽，鼻咽干燥，口干。舌尖红，苔薄黄少津，脉细数。

(2) 内邪干肺

①痰热壅肺：咳嗽气粗，痰多稠黄，烦热口干。舌质红，苔黄腻，脉滑数。

②肝火犯肺：咳呛气逆阵作，咳时胸胁引痛，甚则咯血。舌红，苔薄黄少津，脉弦数。

③痰湿蕴肺：咳声重浊，痰多色白，晨起为甚，胸闷脘痞，纳少。舌苔白腻，脉滑。

2. 慢性期

(1) 肺阴亏虚：咳久痰少，咯吐不爽，痰黏或夹血丝，咽干口燥，手足心热。舌红，少苔，脉细数。

(2) 肺气亏虚：病久咳声低微，咳而伴喘，咯痰清稀色白，食少，气短胸闷，神倦乏力，自汗畏寒。舌淡嫩，苔白，脉弱。

【治疗】

1. 急性期

(1) 处方一

取穴：肺俞、定喘。

辨证分型：风寒犯肺证、燥邪犯肺证，加大杼、风门；风热犯肺证，加大椎；痰热壅肺证，加大椎、天突；肝火犯肺证，加肝俞；痰湿蕴肺证，加脾俞。

操作：常规消毒后用三棱针点刺肺俞、定喘约0.2分，用双手挤出鲜血后，用中号玻璃罐拔在穴位上，留罐 5～10 分钟（图 3-5）。隔日 1 次，10 次为 1 个疗程。

▲ 图 3-5　点刺肺俞、定喘穴

(2) 处方二

取穴：脊柱两侧背俞穴（大杼至肾俞）。

操作：常规消毒，用梅花针中度叩刺脊柱两侧背俞穴 5～10 遍，以皮肤红润、轻微渗血为度，再用闪火法拔罐 5～10 分钟（图 3-6）。隔日 1 次，10 次为 1 个疗程。

2. 缓解期

取穴：肺俞、定喘、中府、膏肓、膻中。

▲ 图 3-6　叩刺背俞穴

　　操作：常规消毒，用梅花针轻叩肺俞、定喘、中府、膏肓、膻中，以皮肤红润、轻微渗血为度，再用闪火法拔罐 5～10 分钟（图 3-7 和图 3-8）。隔日治疗 1 次，10 次为 1 个疗程。

【临床报道】

　　孔某，男，56 岁。因患慢性支气管炎急性发作入院治疗。曾予口服咳特灵，静脉滴注青霉素、头孢菌素等药物治疗，收效甚微。来诊时仍咳嗽不止，咯白色痰，易于咯出，昼轻夜重，夜寐不安。中医诊断为风寒外束、停饮之咳嗽。用三棱针点刺定喘（双）、肺俞（双）、膈俞（双）各 3 次，并拔罐，放血 2～3ml，每天治疗 1 次。2 天后，患者胸闷、气促、咳嗽等症状明显减轻。[孙建军, 朱恒燕 . 络刺临床应用举隅 . 中国民间疗法, 2005, 13(9):10.]

▲ 图 3-7　叩刺定喘、肺俞、膏肓穴

▲ 图 3-8　叩刺膻中、中府穴

三、哮喘

【概述】

哮喘是以发作性喉间哮鸣、呼吸困难，甚则喘息不能平卧为特点的过敏性疾病。哮为喉中哮鸣，喘为呼吸困难，两者在临床上常同时并发。临床上急慢性支气管炎、肺气肿、肺心病、心力衰竭等疾病均可出现哮喘，支气管哮喘更是以哮喘为主要症状。哮喘是一种反复发作性疾病，较难治愈，属中医学"哮病"范畴。

【诊断标准】（参考国家中医药管理局 1994 年发布的《中医病证诊断疗效标准》）

(1) 发作时喉中哮鸣有声，呼吸困难，甚则张口抬肩，不能平卧，或口唇指甲发绀。

(2) 呈反复发作性，常因气候突变、饮食不当、情志失调、劳累等因素诱发。发作前多有鼻痒、喷嚏、咳嗽、胸闷等先兆。

(3) 有过敏史或家族史。

(4) 两肺可闻及哮鸣音，或伴有湿啰音。

(5) 血嗜酸性粒细胞可增高。

(6) 痰液涂片可见嗜酸性粒细胞。

(7) 胸部 X 线检查一般无特殊改变，久病可见肺气肿。

【辨证分型】（参考国家中医药管理局 1994 年发布的《中医病证诊断疗效标准》）

1. 发作期

(1) 冷哮：喉中哮鸣有声，胸膈满闷，咳痰稀白，面色晦滞，或有恶寒发热，身痛。舌质淡，苔白滑，脉浮紧。

(2) **热哮**：喉中哮鸣如吼，气粗息涌，胸膈烦闷，呛咳阵作，痰黄黏稠，面红，伴有发热，心烦口渴。舌质红，苔黄腻，脉滑数。

(3) **虚哮**：反复发作，甚者持续喘哮，咯痰无力，声低气短，动则尤甚，唇爪甲发绀。舌质紫暗，脉弱。

2. 缓解期

(1) **肺气亏虚**：平素自汗，怕风，常易感冒，每因气候变化而诱发。发病前喷嚏频作，鼻塞流清涕。舌苔薄白，脉濡。

(2) **脾气亏虚**：平素痰多，倦怠无力，食少便溏，每因饮食失当而引发。舌苔薄白，脉细缓。

(3) **肾气亏虚**：平素气息短促，动则为甚。腰酸腿软，脑转耳鸣，不耐劳累，下肢欠温，小便清长。舌淡，脉沉细。

【治疗】

1. 处方一

取穴：主穴为肺俞，配穴为丰隆、尺泽。

辨证分型：冷哮加风门、大杼；热哮加大椎。

操作：常规消毒，用三棱针在选定穴位处或穴位附近瘀阻明显的血络处点刺2～3下，再用闪火法拔罐，留罐时间为5分钟（图3-9至图3-11）。

2. 处方二

取穴：大椎、定喘、肺俞。

辨证分型：脾虚痰多者加脾俞、中脘、丰隆；喘甚者加天突、膻中；虚喘者加肾俞、足三里。

操作：常规消毒后，用梅花针重叩大椎及双侧定喘、肺俞穴，使针眼略有血液渗出；轻叩脾俞、肾俞等穴，然后在上述穴位上加拔火罐5～10分钟，起罐后用消毒干棉球擦净血液（图3-12）。每日

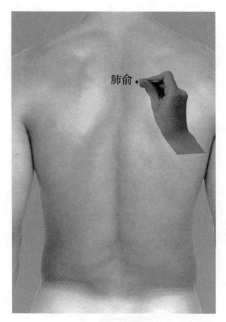

肺俞 •

▲ 图 3-9　点刺肺俞穴

1 次；症状缓解后，隔日 1 次，中度或轻度叩刺，加拔火罐，10 次为 1 个疗程。丰隆、天突、膻中、足三里等穴用毫针针刺。

3. 处方三

取穴：天突至鸠尾穴、肋间隙。

辨证分型：脾虚痰多者加脾俞、中脘、丰隆；喘甚者加天突、膻中；虚喘者加肾俞、足三里。

操作：患者取仰卧位，常规消毒后，用梅花针叩刺胸部，沿胸部正中线从天突穴叩至鸠尾穴，然后在胸部正中线至两侧腋前线之间的肋间隙进行均匀叩刺，从中间到两边，从上到下，再在叩刺部位拔火罐，留罐 5～10 分钟（图 3-13）。隔日 1 次，10 次为 1 个疗

丰隆

▲ 图3-10　点刺丰隆穴

程，疗程间隔3日。

4. 处方四

取穴：脊柱两侧（大杼至肾俞穴）、天突至膻中穴。

操作：患者取俯卧位或坐伏桌旁，暴露背部，术者立于患者一侧。常规消毒后，用梅花针沿胸椎两侧膀胱经，自大杼依次向下轻叩至肾俞，往返3次，至皮肤潮红、轻微渗血为度。然后令患者仰卧，暴露胸部，用上法，沿任脉自天突轻叩至膻中（图3-14和图3-15）。

▲ 图3-11　点刺尺泽穴

【临床报道】

120 例患者中，男 72 例，女 48 例；年龄最小 8 岁，最大 71 岁；8—14 岁者 14 例，27—49 岁者 43 例，50—71 岁者 63 例；病程最短 1.5 年，最长 36 年。其中支气管哮喘 37 例，哮喘型慢性支气管炎 83 例。伴肺气肿者 19 例，肺源性心脏病者 3 例。病例皆根据患者的临床表现及胸部 X 线片确认。

治疗方法：①梅花针叩刺，患者俯卧于床或坐伏桌旁，暴露背部，术者立于患者一侧。常规消毒后，沿胸椎两侧膀胱经，自大杼

▲ 图3-12　叩刺大椎、定喘、肺俞穴

▲ 图3-13　叩刺天突至鸠尾穴及肋间隙

▲ 图3-14　叩刺大杼至肾俞穴

▲ 图3-15　叩刺天突至膻中穴

依次向下轻叩至第 10 胸椎旁，往返 3 次，至皮肤潮红即可，以不出血为度。然后令患者仰卧，暴露胸部，用上法，沿任脉自天突轻叩至膻中。②艾灸，施艾条温和灸法。重点灸治大椎、风门、肺俞、厥阴俞、天突、膻中，每次 15 分钟。痰多者，加灸脾俞、丰隆；体弱者，加灸肾俞、足三里。以患者自觉有温热感内传为佳。隔 3 天叩打 1 次，3 次为 1 个疗程，中间休息 3～5 天；休息期间，嘱患者家属继续灸治上穴，每天早晚各 1 次。

疗效标准：依据国家中医药管理局 1994 年发布的《中医病证诊断疗效标准》。

治愈：哮喘控制，哮鸣音消失。

好转：哮喘缓解，或发作次数减少。

无效：症状无变化。

治疗结果：多数病例经 2～5 个疗程后，症状完全消失或明显改善。1 年后随访，治愈 14 例，均为儿童，占 11.7%；好转 86 例，占 80.0%；无效 20 例，占 8.3%，近期疗效为 91.7%。[杜善侠，吴延逊，崔联民 . 梅花针加艾灸治疗哮喘 120 例 . 中国针灸，2002，22(4):221.]

四、顽固性呃逆

【概述】

顽固性呃逆，又称顽固性膈肌痉挛，是膈神经兴奋引起膈肌阵发性痉挛所致，以气从膈下向上冲逆、喉间嗝逆有声、声短而频、难以自忍为主要临床表现。顽固性呃逆可为功能性或无其他原因引起，该类症状较轻；也常因脑病、尿毒症、糖尿病酮症酸中毒等紧急情况引起，还有许多严重疾病也可引起顽固性呃逆，特别值得一提的是，如果病情危重的人出现顽固性呃逆，常常提示预后不良。

【诊断标准】

膈肌阵发性的不自主收缩所致，中枢神经、膈神经和膈肌等任何一个部位受到一定程度的刺激后均可引起膈肌痉挛。

【辨证分型】（参考《中医内科学》第 5 版教材）

(1) 胃中寒冷：呃声沉缓有力，膈间及胃脘不舒，得热则减，得寒愈甚，食欲减少，口中和而不渴，舌苔白润，脉象迟缓。

(2) 胃火上逆：呃声洪亮，冲逆而出，口臭烦渴，喜冷饮，小便短赤，大便秘结，舌苔黄，脉象滑数。

(3) 气机郁滞：呃逆连声，常因情志不畅而诱发或加重，伴有胸闷，纳减，脘胁胀闷，肠鸣矢气，舌苔薄白，脉象弦。

(4) 脾胃阳虚：呃声低弱无力，气不得续，面色苍白，手足不温，食少困倦，舌淡苔白，脉象沉细弱。

(5) 胃阴不足：呃声急促而不连续，口干舌燥，烦躁不安，舌质红而干或有裂纹，脉象细数。

【治疗】

1. 处方一

取穴：膈俞（双侧）。

辨证分型：胃中寒冷、胃火上逆加胃俞；气机郁滞加肝俞、期门。

操作：常规消毒后，用三棱针点刺膈俞出血，再用闪火法拔罐，留罐 5～10 分钟（图 3-16）。隔日 1 次，3 次为 1 个疗程，一般治疗 1～2 个疗程。

2. 处方二

取穴：陷谷穴（双侧）。

膈俞

胃俞

▲ 图3-16　点刺膈俞穴

辨证分型： 脾胃阳虚加脾俞；胃阴不足加胃俞、中脘。

操作： 常规消毒后，用三棱针点刺陷谷穴出血，再用闪火法拔罐，留罐3～5分钟，待停止出血即可起罐（图3-17）。隔日1次，3次为1个疗程。

【临床报道】

本组27例均为宁夏煤炭总医院门诊或住院患者，参照《中医病证诊断疗效标准》呃逆诊断标准确诊。27例患者中男性17例，女性10例；年龄19—83岁，平均47岁；病程2天至10个月。多数患者肌内注射消旋山莨菪碱或甲氧氯普胺而效果不显。

治疗方法： 取坐位或侧卧位，取肺俞、膈俞、肝俞、章门，用

▲ 图 3-17　点刺陷谷穴

大号火罐循序闪罐 3～5 分钟，然后用三棱针点刺双侧膈俞，加拔火罐，出血量 5～10ml，留罐 15 分钟。每日 1 次，3 次为 1 个疗程。一般治疗 1～2 个疗程，随访 3 个月评定疗效。

治疗结果：参照《中医病证诊断疗效标准》拟定疗效标准。治愈：症状消失，随访 3 个月以上无复发，计 25 例；好转：症状减轻，仍有发病，计 1 例；无效：治疗前后无变化，计 1 例。有效率达 96.3%。[王利，史玉君 . 闪罐合膈俞刺络放血治疗顽固性呃逆 27 例 . 中国针灸，2008, 28(2):136.]

五、腹痛

【概述】

腹痛是指胃脘以下、耻骨毛际以上部位疼痛而言，可伴发多种脏腑疾病。腹痛多见于现代医学的急慢性胰腺炎、急慢性肠炎、肠痉挛、胃肠功能紊乱等。其病因病机较为复杂，或寒邪侵入脏腑，或过食生冷，阴寒内盛而作痛；或过食辛辣，或暑热内侵导致湿热中阻而痛；或素体中虚，脾阳受损，脏腑失于温养而痛；或饮食失节，食积内停而痛；或因情志刺激，或腹部外伤，气机不利而痛。

【诊断标准】

(1) 凡是以胃脘以下、耻骨毛际以上部位疼痛为主要表现者，即为腹痛。其疼痛性质各异，但一般不甚剧烈，且按之柔软，压痛较轻，无腹肌紧张及反跳痛。

(2) 起病多缓慢，其痛发作或加剧常与饮食、情志、受凉等因素有关。

(3) 腹部 X 线检查、B 超检查及相关实验室检查有助于诊断及鉴别诊断。

(4) 应排除外科、妇科腹痛，以及其他内科疾病中出现的腹痛症状。

【辨证分型】(参考《中医内科学》第 5 版教材)

(1) 寒邪内阻：腹痛急暴，得温痛减，遇冷更甚，口和不渴，小便清利，大便自可或溏薄，舌苔白腻，脉象沉紧。

(2) 湿热壅滞：腹痛拒按，胸闷不舒，大便秘结或溏滞不爽，烦渴引饮，自汗，小便短赤，舌苔黄腻，脉象濡数。

(3) 饮食积滞：脘腹胀满疼痛，拒按，恶食，嗳腐吞酸，或痛而欲泻，泻后痛减，或大便秘结，舌苔腻，脉滑实。

(4) 气滞血瘀：以气滞为主者，症见脘腹胀闷或痛，攻窜不定，痛引少腹，得嗳气或矢气则胀痛酌减，遇恼怒则加剧，脉弦，苔薄；以血瘀为主者，则痛势较剧，痛处不移，舌质青紫，脉弦或涩。

(5) 中脏虚寒：腹痛绵绵，时作时止，喜热恶冷，痛时喜按，饥饿劳累后更甚，得食或休息后稍减；大便溏薄，兼有神疲，气短，怯寒等症，舌淡苔白，脉象沉细。

【治疗】

1. 处方一

取穴：阿是穴（压痛点）。

辨证分型：寒邪内阻者加中脘、关元、足三里；湿热壅滞者加天枢、梁丘、大肠俞；中脏虚寒者加中脘、肾俞、胃俞；饮食积滞者加中脘、天枢、足三里；气滞血瘀者加天枢、膈俞、血海。

操作：常规消毒后，用三棱针点刺腹部压痛点2～3下，使之出血少许，然后迅速加拔火罐，以罐内停止出血为度，再用酒精棉球擦净即可。

2. 处方二

取穴：脐四边（以脐为中心，上、下、左、右各1寸处）。

辨证分型：寒邪内阻者加中脘、关元、足三里；湿热壅滞者加天枢、梁丘、大肠俞；中脏虚寒者加中脘、肾俞、胃俞；饮食积滞者加中脘、天枢、足三里；气滞血瘀者加天枢、膈俞、血海。

操作：常规消毒后，用三棱针点刺出血，再加拔火罐，留罐5～10分钟，起罐后用酒精棉球擦净血迹（图3-18）。只治疗1次，若无效改用其他方法。

3. 处方三

取穴：曲泽（双侧）、委中（双侧）。

辨证分型：寒邪内阻者加中脘、关元、足三里；湿热壅滞者加天枢、梁丘、大肠俞；中脏虚寒者加中脘、肾俞、胃俞；饮食积滞者加中脘、天枢、足三里；气滞血瘀者加天枢、膈俞、血海。

操作：病起先发呕吐者，曲泽放血；病起先发腹泻者，委中放

脐四边穴

▲ 图 3-18　点刺脐周 4 穴

血。曲泽放血：患者取仰卧位，在曲泽穴上下推按，使瘀血积聚，常规消毒后，用三棱针在曲泽穴小静脉明显处点刺，深约 2 分，立即出针，轻轻挤压针孔周围，使出血数十滴，最后用消毒干棉球按压针孔止血。委中放血：患者取站立位，皮肤常规消毒后，医者左手拇指压在被刺部位下端，右手持三棱针对准委中穴青紫脉络处，与局部皮肤成 60°，斜刺入脉中后迅速将针退出，使瘀血流出。可使用消毒棉球轻轻按压静脉上端，以助瘀血排出。待停止出血后，再用消毒棉球按压针孔，最后以创可贴保护针孔，以防感染（图 3-19 和图 3-20）。每日 1 次，2～3 次为 1 个疗程。适用于急性胃肠炎的治疗。

【临床报道】

本组共 90 例患者，均经西医诊断为急性腹痛。其中男性 32 例，女性 58 例；年龄 10—75 岁，病程 1～7 天。就诊前经西医治疗 45 例。

▲ 图 3-19　点刺曲泽穴

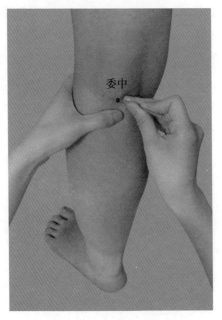

▲ 图 3-20　点刺委中穴

治疗方法：取"脐四边"（以脐为中心，上、下、左、右各1寸处），痛经者加中极、三阴交（双侧）；恶心、呕吐者加内关、足三里（双侧）。"脐四边"穴常规消毒后，用三棱针点刺，即用自备口径适当火罐以闪火法一罐四穴，留罐10分钟；配穴取毫针针刺，用泻法，留针40分钟。只治疗1次，若无效改用其他方法。

疗效标准：治愈，指治疗后腹痛等症状及体征消失；好转，指治疗后即感腹痛明显缓解，检查尚有体征存在；无效，指治疗后腹痛无缓解或继续加重。

治疗结果：90例中，治愈63例，占70.00%；好转16例，占17.78%；无效11例，占12.22%。总有效率为87.78%。

典型病例：连某，男，37岁，因恶心、呕吐、腹痛、腹泻2小时于2004年11月21日凌晨3时来我院急诊。诊断为"急性胃肠炎"。给予消炎、解痉治疗，效果欠佳。因患者拒绝住院，遂于8时许邀我科协助治疗，即用上述方法治疗。半小时后诸症消失，1小时后病愈离院。[谢松林."脐四边"刺络拔罐治疗急性腹痛90例.中医外治杂志, 2006, 15(1):21.]

六、腹胀

【概述】

腹胀是指脘腹及脘腹以下胀满的一种症状，可以是一种主观上的感觉，感到腹部的一部分或全腹部胀满；也可以是客观上的检查所见，发现腹部一部分或全腹部膨隆。腹胀是一种常见的消化系统症状，引起腹胀的原因主要见于胃肠道胀气、各种原因所致的腹水、腹腔肿瘤等。临床上常见的引起胃肠道胀气的疾病有吞气症、急性胃扩张、幽门梗阻、肠梗阻、肠麻痹、顽固性便秘、肝胆疾病及某些全身性疾病等。晚期妊娠也可引起腹胀，属生理性腹胀。

【治疗】

取穴：阿是穴。

操作：常规消毒后，用三棱针点刺局部胀痛处 2～3 下，使之出血少许，然后迅速加拔火罐，留罐 5～10 分钟。

【临床报道】

果某，女，13 岁，学生。1997 年 4 月 1 日就诊。主诉：右侧头痛伴上腹胀痛 1 小时。患者中午在街上买面包和冷饮，就餐 2 小时后出现右侧头部跳痛和上腹胀痛，全身发热伴酸楚难忍。经用止痛、解痉和抗生素等药物治疗未见好转，家长求助于针灸。刻诊：患者呈急性痛苦病容，右侧颞浅动脉怒张，胃脘膨胀拒按，辗转不安，呻吟不止，面红目赤，额头汗出，不吐不泻。体温 38℃，心率 100 次 / 分，血压 16.0/10.7 千帕；舌质红，苔薄黄，脉弦数。又仔细观察患者提供的面包样品，在面包侧面发现有散在微小绿色斑点。诊断：食物中毒。证属毒邪犯胃，中焦受阻。治宜健脾和胃，消胀排毒。治疗：先取右侧太阳穴点刺放血 5 滴，以泻上冲头面之热邪，头痛减。继取中脘穴，快速进针，行平补平泻法，强刺激 1 分钟后留针，5 分钟后再提插捻转 1 次，10 分钟后腹痛减轻，上腹产生收缩感，胃内容物不断向上顶撞，恶心欲吐，立即起针，呕尽胃中食物约 500ml，诸症得除。[邵宝金 . 食物中毒案 . 中国针灸，1999 (9):554.]

七、便秘

【概述】

便秘是指粪便在肠内滞留过久，秘结不通，排便周期延长，或周期不长，但粪质干结，排出艰难，或粪质不硬，虽有便意，但便而不畅的病证。便秘在临床上可以单独出现，也可兼见于其他疾病过程中，如全身衰弱致排便动力减弱，肠道炎症恢复期肠蠕动降低等。根据有无器质性病变可分为器质性便秘与功能性便秘两种。

【诊断标准】（参考国家中医药管理局 1994 年发布的《中医病证诊断疗效标准》）

(1) 排便时间延长，2 天以上一次，粪便干燥坚硬。

(2) 重者大便艰难，干燥如栗，可伴少腹胀急，神倦乏力，胃纳减退等症。

(3) 排除肠道器质性疾病。

【辨证分型】（参考国家中医药管理局 1994 年发布的《中医病证诊断疗效标准》）

(1) 肠道实热：大便干结，腹部胀满，按之作痛，口干或口臭。舌苔黄燥，脉滑实。

(2) 肠道气滞：大便不畅，欲解不得，甚则少腹作胀，嗳气频作。苔白，脉细弦。

(3) 脾虚气弱：大便干结如栗，临厕无力努挣，挣则汗出气短，面色㿠白，神疲气怯。舌淡，苔薄白，脉弱。

(4) 脾肾阳虚：大便秘结，面色萎黄无华，时作眩晕，心悸，甚则少腹冷痛，小便清长，畏寒肢冷。舌质淡，苔白润，脉沉迟。

(5) 阴虚肠燥：大便干结，状如羊屎，口干少津，神疲纳差。舌红，苔少，脉细小数。

【治疗】

取穴：骶尾部。

辨证分型：肠道实热加胃俞、大肠俞；肠道气滞加肝俞、大肠俞；脾虚气弱加脾俞；脾肾阳虚加肾俞、脾俞。

操作：患者取俯卧位，骶尾部常规消毒后，右手持七星针，运用腕部弹力，使针尖与皮肤垂直，中等刺激强度，从上向下快速叩刺消毒部位，以皮肤潮红为度（图3-21）。隔日1次，5次为1个疗程。

骶尾部

▲ 图3-21　叩刺腰骶部

【临床报道】

本组 150 例均为门诊患者，按就诊顺序编号，采用简单随机数字表法分组，单数为治疗组，偶数为对照组。治疗组 78 例，男性 38

例，女性 40 例；年龄最小 22 岁，最大 79 岁；病程最短 1 个月，最长 10 余年；间断使用开塞露 32 例，伴有肛裂 27 例。对照组 72 例，男性 33 例，女性 39 例；年龄最小 20 岁，最大 80 岁；病程最短 20 天，最长 10 余年；间断使用开塞露 30 例，伴有肛裂 25 例。两组在性别、年龄及病程上差异均无显著性意义（$P > 0.05$），具有可比性。

治疗方法：治疗组用七星针与体针法。七星针操作方法为患者俯卧位，取骶尾部，用 2% 碘酒局部皮肤消毒，再用 75% 酒精脱碘，右手持七星针，运用腕部弹力，使针尖与皮肤垂直，中等刺激强度，从上向下快速叩刺消毒部位，以皮肤潮红为度，隔日 1 次，5 次为 1 个疗程，2 个疗程后观察疗效。体针操作方法，主穴取天枢、上巨虚；气血不足、下元亏损者，加足三里、关元、百会；久坐少动、气机郁滞者，加中脘、阳陵泉；肠胃积热加合谷、曲池、支沟；阳虚体弱加气海、关元、肾俞；腹胀加丰隆、太冲。以上穴位均取双侧，针刺常规操作，捻转进针，实证用捻转提插泻法，得气后留针 30 分钟；虚证用捻转提插补法，得气后留针 20 分钟。留针期间每 10 分钟行针 1 次（仍用泻法或补法）。每日 1 次，10 次为 1 个疗程，中间休息 3 天，继续下一疗程。治疗期间，应禁食辛辣食品，多食粗纤维食物，并进行适当的体育锻炼，定时排便。对照组用硫酸镁 20mg，每日 2 次；或用番泻叶 3～6g，泡水代茶饮，每次 150ml，每日 2 次。注意事项同治疗组。

治疗结果：参考国家中医药管理局 1994 年发布实施的《中医病证诊断疗效标准》。痊愈，2 天以内排便 1 次，便质转润，解时通畅，短期无复发。好转，3 天以内排便，便质转润，排便欠畅。无效，症状无改善。经 2 个疗程后，总有效率治疗组为 97.4%，对照组为 87.54%。两组有效病例随访半年，其中治疗组复发 9 例，复发率为

11.8%，未发现其他不良反应；对照组复发 37 例，复发率为 58.7%，其中有 5 例诱发痔疮。[薛维华 , 张燕 , 丁敏 . 七星针加体针治疗特发性便秘 78 例 . 中国针灸 ,2005,25(7):468.]

八、失眠

【概述】

失眠，指脏腑功能紊乱，气血亏虚，阴阳失调，导致不能获得正常睡眠。临床以不易入睡，睡后易醒，醒后不能再寐，时寐时醒，或彻夜不寐为其证候特点，并常伴有日间精神不振，反应迟钝，体倦乏力，甚则心烦懊恼，严重影响身心健康及日常的工作、学习和生活。中医学又称其为 "不寐" "不得眠" "不得卧" "目不瞑"。

【诊断标准】（参考国家中医药管理局 1994 年发布的《中医病证诊断疗效标准》）

(1) 轻者入寐困难或寐而易醒，醒后不寐，重者彻夜难眠。

(2) 常伴有头痛、头昏、心悸、健忘、多梦等症。

(3) 经络系统和实验室检查未发现异常。

【辨证分型】（参考国家中医药管理局 1994 年发布的《中医病证诊断疗效标准》）

(1) 肝郁化火：心烦不能入睡，烦躁易怒，胸闷胁痛，头痛面红，目赤，口苦，便秘尿黄。舌红，苔黄，脉弦数。

(2) 痰热内扰：睡眠不安，心烦懊侬，胸闷脘痞，口苦痰多，头晕目眩。舌红，苔黄腻，脉滑或滑数。

(3) 阴虚火旺：心烦不寐，或时寐时醒，手足心热，头晕耳鸣，心悸，健忘，颧红潮热，口干少津。舌红，苔少，脉细数。

(4)心脾两虚：多梦易醒，或朦胧不实，心悸，健忘，头晕目眩，神疲乏力，面色不华。舌淡，苔薄，脉细弱。

(5)心虚胆怯：夜寐多梦易惊，心悸胆怯。舌淡，苔薄，脉弦细。

【治疗】

1. 处方一

取穴：督脉经线和足太阳膀胱经第一侧线（自项至腰部）。

操作：常规消毒后，用梅花针自上而下叩打督脉经线和足太阳膀胱经第一侧线，每条经叩 3～5 遍，至皮肤潮红不出血为度，再用闪火法拔罐，留罐 5～10 分钟（图 3-22）。隔日治疗 1 次，10 次为 1 个疗程。

大椎　　大杼

腰阳关

关元俞

▲ 图 3-22　叩刺督脉及膀胱经

2. 处方二

取穴：夹脊穴（自项至腰部）。

操作：常规消毒后，用梅花针自颈部至腰部由上而下叩刺 3～5 分钟，刺激量以患者能耐受为度，叩至皮肤潮红隐隐出血，再用闪火法拔罐，留罐 5～10 分钟（图 3-23）。隔日 1 次，10 次为 1 个疗程。

▲ 图 3-23　叩刺夹脊穴

3. 处方三

取穴：百会、大椎、神庭、印堂。

辨证分型：肝郁化火者加心俞、肝俞；痰热内扰者加丰隆；阴虚火旺者加心俞、肾俞；心脾两虚者加心俞、脾俞。

操作：常规消毒后，用中号三棱针刺破穴位周围相应的血络，深度2～5mm，以中营（刺破血管靠近体表的管壁）为度，实证出血量多，虚证出血量少。一般每穴出血0.5～1ml，每周3次，每次2个穴位，两侧交替，6次为1个疗程（图3-24至图3-26）。

▲ 图3-24　点刺百会穴

▲ 图3-25　点刺大椎穴

▲ 图3-26　点刺神庭穴

4. 处方四

取穴：头部督脉及左右膀胱经、胆经（督脉：印堂、神庭、风府、大椎；膀胱经：眉冲、天柱；胆经：颔厌、曲鬓、率谷、完骨、本神、阳白、头临泣、风池）。

操作：患者取坐位，常规消毒后，用梅花针叩刺头部 5 条经线，每条经线往返叩打 3～5 次，至局部皮肤潮红微出血为度，再用酒精棉球擦净（图3-27 至图3-29）。

【临床报道】

38 例患者中，男性 16 例，女性 22 例；年龄 20 岁以下者 1 例，20—30 岁者 6 例，30—40 岁者 19 例，40 岁以上者 12 例；失眠最短时间为 2 年，最长为 19 年。

取穴：主取心俞、安眠两穴。肝郁化火型：失眠伴性情急躁易怒，目赤口苦，舌红苔黄，脉弦，加肝俞。痰热内扰型：失眠伴头重，痰多胸闷，吞酸，恶心，心烦口苦，舌苔黄腻，脉滑数，加胃

▲ 图 3-27　叩刺督脉

俞。阴虚火旺型：失眠伴心烦不安，头晕健忘，腰酸，五心烦热，口干津少，舌红，脉细数，加肾俞。心脾两虚型：失眠伴多梦易醒，心悸健忘，肢倦神疲，饮食无味，面色少华，舌淡，脉细弱，加脾俞。心胆气虚：失眠伴多梦易惊，胆怯心悸，气短倦怠，舌淡，脉弦细，加膈俞。

治疗方法：患者取俯卧位，局部皮肤常规消毒后，以梅花针先叩安眠穴，手法宜轻；背部穴位的叩刺属实证者宜重刺，属虚证者宜中等刺，并在叩刺后配合拔罐，隔日 1 次，7 次为 1 个疗程，在治疗期间要求患者停用镇静类药物。

治疗结果：治愈（恢复生理睡眠，一次睡眠达 6 小时，伴随症

▲ 图 3-28　叩刺膀胱经

▲ 图 3-29　叩刺胆经

状消失）：2 个疗程内治愈 12 例，3～4 疗程治愈 16 例。好转（一次睡眠或断续睡眠达 4 小时，伴随症状明显好转）：4 疗程内好转 7 例。无效（失眠症状无改善，伴随症状无改善或改善轻微）3 例，总有效率为 92.1%。[仲崇义. 梅花针加拔罐治疗顽固性失眠 38 例. 山西中医，2001, 17(1):14.]

九、高血压

【概述】

高血压病，指在静息状态下动脉收缩压和（或）舒张压增高（≥ 140/90mmHg），常伴有脂肪和糖代谢紊乱，以及心、脑、肾和视网膜等器官功能性或器质性改变，是以器官重塑为特征的全身性疾病。休息 5 分钟以上，2 次以上非同日测得的血压≥ 140/90mmHg 可以诊断为高血压。属中医学"头痛""眩晕"范畴。

【诊断标准】（参照 1999 年 WHO/ISH 四次高血压指南诊断标准）（表 3-1）

【辨证分型】（参考国家中医药管理局 1994 年发布的《中医病证诊断疗效标准》）

(1) 肝阳上亢：眩晕耳鸣，头痛且胀，易怒，失眠多梦，或面红目赤，口苦。舌红，苔黄，脉弦滑。

(2) 痰浊上蒙：头重如裹，视物旋转，胸闷作恶，呕吐痰涎。苔白腻，脉弦滑。

(3) 气血亏虚：头晕目眩，面色淡白，神倦乏力，心悸少寐。舌淡，苔薄白，脉弱。

(4) 肝肾阴虚：眩晕久发不已，视力减退，少寐健忘，心烦口干，

表 3-1　高血压病诊断标准

分　类	收缩压（mmHg）	舒张压（mmHg）
理想血压	＜ 120	＜ 80
正常血压	＜ 130	＜ 85
正常高值	130 ～ 139	85 ～ 89
高血压级（轻度）	140 ～ 159	90 ～ 99
亚组：临界高血压	140 ～ 149	90 ～ 94
高血压级（中度）	160 ～ 179	100 ～ 109
高血压级（重度）	≥ 180	≥ 110
单纯收缩期高血压	≥ 140	＜ 90
亚组：临界高血压	140 ～ 149	＜ 90

耳鸣，神倦乏力，腰酸膝软。舌红，苔薄，脉弦细。

【治疗】

1. 处方一

取穴：耳尖（双侧）。

辨证分型：肝阳上亢者加肝俞、太冲；痰浊上蒙者加丰隆、脾俞；气血亏虚者加足三里、血海；肝肾阴虚者加肝俞、肾俞。

操作：取患者双侧耳尖穴，常规消毒后，用三棱针点刺耳尖穴，每侧穴位放血十余滴，完毕后，再用酒精棉球消毒针口（图 3-30），隔日一次。

2. 处方二

取穴：大椎、曲泽、委中。

▲ 图 3-30　点刺耳尖穴

　　辨证分型：肝阳上亢者加肝俞、太冲；痰浊上蒙者加丰隆、脾俞；气血亏虚者加足三里、血海；肝肾阴虚者加肝俞、肾俞。

　　操作：患者取俯卧位，常规消毒后，以三棱针点刺大椎穴两三下，并挤捏穴位出血数滴，然后用适宜大小的玻璃罐采用闪火法拔罐，留罐 5～10 分钟，起罐后用酒精棉球擦净。曲泽、委中每次取一穴。曲泽放血：患者取仰卧位，在曲泽穴上下推按，使瘀血积聚，常规消毒后，用三棱针在曲泽穴周围明显的小静脉点刺，深约 2 分，立即出针，轻轻挤压针孔周围，使出血数十滴，最后用消毒干棉球按压针孔止血。委中放血：患者取站立位，皮肤常规消毒后，选用三棱针一枚，左手拇指压在被刺部位下端，右手持三棱针对准委中部青紫脉络处与局部皮肤成 60°，斜刺入脉中后迅速将针退出，使瘀血流出。可使用消毒棉球轻轻按压静脉上端，以助瘀血排出。待停止出血后，再用消毒干棉球按压针孔，最后用创可贴保护针孔，以防感染（图 3-31 至图 3-33）。每周 2 次。

▲ 图 3-31　点刺大椎穴

▲ 图 3-32　点刺曲泽穴

委中

▲ 图3-33　点刺委中穴

3.处方三

取穴：主穴为太阳，前额痛加印堂穴；巅顶痛加百会、四神聪。

辨证分型：本法对肝阳上亢型高血压疗效较好，每周2次。

操作：局部常规消毒后，用三棱针点刺上述穴位出血，使每穴出血3～5滴即可（图3-34）。

4.处方四

取穴：肝俞穴。

辨证分型：肝阳上亢者加肝俞、太冲；肝肾阴虚者加肝俞、肾俞。

▲ 图 3-34 　点刺太阳穴

　　操作：患者取俯卧位，常规消毒后，用梅花针中等强度叩刺肝俞穴出血，然后用闪火法将火罐吸附于穴位上 5～10 分钟，吸拔出 2～3ml 血液即可（图 3-35）。

　　【临床报道】

　　共治疗患者 35 例，男性 15 例，女性 20 例；年龄最小 42 岁，最大 55 岁；病程最短 3 个月，最长 15 年。

　　治疗方法：取大椎穴，三棱针迅速点刺出血，用大号罐拔大椎穴，以力大抽紧为度，出血量 10～20ml。用三棱针点刺耳尖、耳背降压沟，出血数滴。隔日 1 次，3 次为 1 个疗程。

　　治疗结果：经 1 次治疗后，13 例舒张压降至 11.8kPa 以下，8 例降至 12.4kPa 以下；有 9 例降至 13.2kPa 以下。患者症状迅速缓解，头痛减轻或消失，能安静入睡，继而病情得以缓解，再服用相适应的降压药物。[郭克任 . 刺血拔罐治疗急进型高血压 35 例 . 中国针灸 ,1999(9):548.]

肝俞

▲ 图3-35　叩刺肝俞穴

十、高热

【概述】

　　凡体温超过39℃称为高热，可见于流行性感冒、流行性脑脊髓膜炎、乙型脑炎、细菌性痢疾、钩端螺旋体病、结核病、疟疾、感染性心内膜炎、胆道感染、肝脓肿、泌尿系统感染、风湿热等各种传染性与感染性疾病，其他如过敏或变态反应性疾病、结缔组织疾病、恶性肿瘤、物理及化学因素等也可引起高热。中医学又称其为"壮热""大热"。

【辨证分型】

(1) **邪在肺卫**：发热恶寒，头痛，无汗或少汗，咳嗽，口渴，苔薄白或薄黄，脉浮数。

(2) **邪热盛实**：但热不寒，大汗，口渴饮冷，舌苔黄燥，脉滑数或洪大。

(3) **热入营血**：高热，神昏谵语，烦躁抽搐，面赤气粗，或喉间痰鸣，或肌肤发斑，吐衄便血，舌质绛，脉细数。

【治疗】

1. **处方一**

取穴：耳尖、大椎。

辨证分型：适用于邪在肺卫及邪热炽盛型高热。

操作：先将患者双耳郭皮肤揉红搓热，常规消毒后，用三棱针点刺耳尖2～3下，然后用手挤压穴位出血，直至血色变为鲜红，再用消毒干棉球按压针孔止血。再取大椎穴，常规消毒后，用三棱针点刺2～3下，并挤捏穴位出血数滴，然后用适宜大小的玻璃罐采用闪火法拔罐，出血量以2～5ml为宜，留罐时间约为5分钟，每天治疗1次，最长不超过3天（图3-36和图3-37）。

2. **处方二**

取穴：督脉两侧、大椎、身柱、太阳、曲池、委中。

辨证分型：适用于热入营血型高热。

操作：局部常规消毒后，用梅花针沿着脊柱两侧叩打出血后，用闪火法拔罐吸附于以上部位，留罐5～10分钟。余穴每次取2～3个穴位，用三棱针点刺放血，再用闪火法使小罐吸附于穴位，留罐5～10分钟。每日1～2次，热退即止（图3-38至图3-41）。

▲ 图 3-36　点刺耳尖穴

▲ 图 3-37　点刺大椎穴

▲ 图 3-38　叩刺督脉两侧

▲ 图 3-39　点刺太阳穴

▲ 图3-40　点刺曲池穴

▲ 图3-41　点刺委中穴

3. **处方三**

取穴：主穴：大椎、曲池、少商。

辨证分型：神昏配水沟、十宣（以中指为主），烦躁配印堂，热入营血配中冲。

操作：常规消毒后，取大椎穴、曲池穴均先用三棱针点刺3～5下，再用闪火法拔罐令出血5～10ml；少商、十宣、中冲均用三棱针点刺出血，用手挤压放血5～10滴；水沟、印堂用捏起放血法（图3-37、图3-40、图3-42至图3-45）。

【临床报道】

120例病例均为急诊、门诊、住院患者。随机分成两组，每组共

▲ 图3-42 点刺少商穴

▲ 图3-43　点刺水沟穴

▲ 图3-44　点刺十宣穴

60例。治疗组：男性32例，女性28例；年龄1—80岁；病程1小时至7天。对照组：男性34例，女性26例；年龄1—78岁，病程半小时至7天。两组资料具有可比性。

中冲

▲ 图3-45 点刺中冲穴

　　诊断标准：据第5版西医《内科学》急性上呼吸道感染的细菌性咽－扁桃体炎，中医诊断考虑感冒（风热型）。临床症状：高热、头痛、咽痛。体查：咽部充血，双侧扁桃体肿大或不肿大，可见脓点或未见脓点，心肺未见异常。

　　治疗方法：治疗组主穴取耳尖、大椎，配穴取曲池、少商、关冲、无名指螺纹中心。施针前在预定针刺穴位上下用左手拇食指向针刺处推按，使血液积聚于针刺部位，用碘伏常规消毒穴位，针刺时左手拇食中三指夹紧被刺穴位，右手持三棱针，针尖露出1～2分，对准已消毒的穴位，刺入1～2分，随即将针退出，轻轻挤压针孔周围，使出血，每穴放血3～5滴，然后用消毒棉球按压针孔。每日1～2次。对照组采用中西药结合疗法，予中药疏风清热，西药青霉素、头孢菌素抗感染、对症退热等处理。

　　治疗结果：治愈，发热消退3天无反复，无头痛、咽痛症状（表3-2）。

表 3-2　1 周内两组治愈例数比较

组　别	第1天	第2天	第3天	第4天	第5天	第6天	第7天
治疗组	24	26	7	3			
对照组	10	18	20	5	4	2	1

经统计学分析两组疗效有显著差异（$P < 0.01$）

典型病例：李某，女，10 岁，因"发热、咽痛 3 天"就诊。患者近 2 个月反复出现高热、咽痛，予抗生素、激素等治疗，症状反复。现体温 40℃，咽部充血，双侧扁桃体Ⅱ度肿大，左侧扁桃体可见少许脓点，心肺体查未见异常。

诊断：急性化脓性扁桃体炎。取穴耳尖、大椎、少商、无名指螺纹中心。常规消毒后点刺放血，每穴放血 5 滴，早晚各 1 次。治疗 1 天高热退，咽痛明显好转。继续巩固治疗 2 天症状消失，发热 2 个月无反复。[江慧红 . 针刺放血治疗外感风热型高热临床观察 . 辽宁中医药大学学报 , 2009, 11(2):132-133.]

十一、中暑

【概述】

中暑，是指夏季在烈日或高温环境下劳动，暑热侵袭，致邪热内郁，体温调节功能失常，所发生的急性病变。俗称"发痧"，古称"中暍"。

【诊断标准】（参考国家中医药管理局 1994 年发布的《中医病证诊断疗效标准》）

(1) 在高温环境下出现全身乏力，头昏肢倦，胸闷恶心，口渴多汗等症。若离开高温环境，休息后可恢复正常，为先兆中暑。

(2) 面色潮红，胸闷烦躁，皮肤干燥，呼吸急促，大量汗出，恶心呕吐，面色苍白，血压下降，为轻度中暑。

(3) 上述症状持续不解，继现汗闭高热，头痛呕吐，神昏肢厥，或肢体痉挛抽搐等症，为重度中暑。

(4) 多有夏季暴晒或高温环境下体力劳动、长途行走、田间作业史。年老、产妇、慢性体弱者可在通风不良及过度疲劳、过量饮酒等情况下发生。

(5) 须与暑瘟、疫疟、中风、食物中毒等鉴别。

【辨证分型】（参考国家中医药管理局 1994 年发布的《中医病证诊断疗效标准》）

(1) 阳暑：头昏头痛，心烦胸闷，口渴多饮，全身疲软，汗多，发热，面红。舌红，苔黄，脉浮数。

(2) 阴暑：精神衰惫，肢体困倦，头昏嗜睡，胸闷不畅，多汗肢冷，微有畏寒，恶心欲吐，渴不欲饮。舌淡，苔薄腻，脉濡细。

(3) 暑厥：昏倒不省人事，手足痉挛，高热无汗，体若燔炭，烦躁不安，胸闷气促，或小便失禁。舌红，苔燥无津，脉细促。

(4) 暑风：高热神昏，手足抽搐，角弓反张，牙关紧闭，皮肤干燥，唇甲青紫。舌红绛，脉细弦紧或脉伏欲绝。

【治疗】

1. 处方一

取穴：水沟、十宣。

辨证分型：阳暑加委中；阴暑加阴陵泉。

操作：局部常规消毒后，用三棱针迅速点刺，使每穴出血3～5滴（图3-46和图3-47）。1日可进行2次，中病即止。

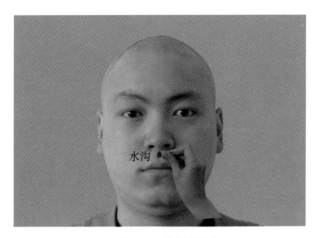

▲ 图3-46　点刺水沟穴

2. 处方二

取穴：大椎、十宣穴（以中指为主）。

辨证分型：适用于暑厥型、暑风型中暑。

操作：局部常规消毒后，大椎用三棱针点刺出血后，加拔火罐5分钟；十宣穴（以中指为主）用三棱针迅速点刺出血后，用左手拇、食指挤压出血3～5滴（图3-47和图3-48）。1日可进行2次，中病即止。

3. 处方三

取穴：委中、少商（双侧）。

操作：患者站立位，取委中穴附近明显络脉，局部皮肤常规消毒后，选用三棱针一枚，左手拇指压在被刺部位下端，右手持三棱

▲ 图 3-47 点刺十宣穴

▲ 图 3-48 点刺大椎穴

针对准委中部青紫脉络处与局部皮肤成 60°, 斜刺入脉中后迅速将针退出, 使瘀血流出。可使用消毒棉球轻轻按压静脉上端, 以助瘀血排出。待出血自行停止后, 再用消毒干棉球按压针孔, 最后以创可贴保护针孔,以防感染。少商穴用三棱针点刺出血,再用手指挤压出血 5～10 滴,至血色变淡为止,再用消毒干棉球压迫止血(图 3-49 和图 3-50)。每日 1 次,中病即止。

▲ 图 3-49　点刺委中穴

【临床报道】

2 例患者均为女性,年龄分别为 6 岁、43 岁。表现均为突然晕厥,神志模糊,面色苍白,皮肤湿冷,体温升高,脉搏加快,呼吸急促,无抽搐痉挛,伴口渴、头痛、头晕、恶心等症。

抢救方法及结果:立刻将患者移至通风的树荫下,给予十宣穴(以中指为主)放血 2～3 滴,配大椎放血 1～2 滴;然后再针刺水沟、内关、合谷、曲池,快针,用泻法。并给予物理降温,如用扇

少商

▲ 图 3-50　点刺少商穴

子吹风，或在头部、腋窝、腹股沟放置冰袋等。一般 2～5 分钟患者可清醒，在有条件的情况下，给糖水或淡盐水 50～100ml 口服。约半小时患者自觉症状消失，仅觉浑身乏力，休息半日即可恢复正常。[王凤玲 . 十宣穴放血为主抢救急性中暑 2 例 . 针灸临床杂志 , 2002, 18(8):49.]

十二、头痛

【概述】

头痛是临床上常见的症状之一，一般是指头颅上半部，即眉目以上至枕下部范围内的疼痛。可分为血管性头痛（包括偏头痛在内）、颅内高压性头痛（以占位性病变为多）、颅内低压性头痛、肌肉收缩性头痛、外伤性头痛，以及因眼、耳、鼻、齿病引起的头痛。属中医学"头风"范畴。

【诊断标准】（参考国家中医药管理局 1994 年发布的《中医病证诊断疗效标准》）

(1) 头痛部位多在头部一侧额颞、前额、巅顶，或左或右辗转发作，或呈全头痛。头痛的性质多为跳痛、刺痛、胀痛、昏痛、隐痛，或头痛如裂等。头痛每次发作可持续数分钟、数小时、数天，也有持续数周者。

(2) 隐匿起病，逐渐加重或反复发作。

(3) 应查血常规、测血压，必要时做腰穿、骨穿、脑电图。有条件时可进行经颅多普勒、CT、磁共振等检查，以明确头痛的病因，排除器质性疾病。

【辨证分型】（参考国家中医药管理局 1994 年发布的《中医病证诊断疗效标准》）

(1) 肝阳上亢：头痛而胀，或抽掣而痛。痛时常有烘热，面红目赤，耳鸣如蝉，心烦口干。舌红，苔黄，脉弦。

(2) 痰浊上扰：头痛胀重，或兼目眩。胸闷脘胀，恶心食少，痰多黏白。舌苔白腻，脉弦滑。

(3) 瘀阻脑络：头痛反复，经久不愈，痛处固定，痛如锥刺。舌紫暗或有瘀斑，苔薄白，脉细弦或细涩。

(4) 气血亏虚：头痛绵绵，两目畏光，午后更甚，神疲乏力，面色㿠白，心悸寐少。舌淡，苔薄，脉弱。

(5) 肝肾阴虚：头痛眩晕，时轻时重。视物模糊，五心烦热，口干，腰酸腿软。舌红少苔，脉细弦。

【治疗】

1. **处方一**

取穴：太阳、尺泽、委中。

辨证分型：肝阳上亢型头痛加太冲、天宗；痰浊上扰型头痛加丰隆；瘀阻脑络型头痛加膈俞、天宗。

操作：在太阳穴附近寻找暴露较明显的静脉血管，常规消毒后，用三棱针点刺出血，三棱针与皮肤成20°～30°，深0.5～1cm，待血液自然流止，后加拔火罐3～5分钟，起罐后用消毒棉球擦拭干净。尺泽、委中穴用三棱针直刺，深0.5～1cm，出血量10～15ml，其余操作同上（图3-51至图3-53）。1周治疗2次，5次为1个疗程。

2. **处方二**

取穴：至阴。

▲ 图3-51 点刺太阳穴

▲ 图3-52 点刺尺泽穴

辨证分型：肝阳上亢型头痛加太冲、天宗；痰浊上扰型头痛加丰隆；瘀阻脑络型头痛加膈俞、天宗。

操作：常规消毒后，用三棱针快速点刺至阴穴，出针后用双手挤压针孔出血直至血的颜色变淡，再用消毒干棉球压迫止血即可（图3-54）。每日1次，3～5天为1个疗程。

3. 处方三

取穴：阿是穴。

辨证分型：肝阳上亢型头痛加太冲、天宗；痰浊上扰型头痛加丰隆；瘀阻脑络型头痛加膈俞、天宗；气血亏虚型头痛加气海、血海；肝肾阴虚型头痛加太溪、肝俞、肾俞。

▲ 图 3-53　点刺委中穴

▲ 图 3-54　点刺至阴穴

操作：常规消毒后，用梅花针轻度叩刺头痛部位，至头皮发红，隐隐出血，后用消毒棉球擦净血迹。隔日 1 次，5 次为 1 个疗程。

4. 处方四

取穴：耳尖。

辨证分型：肝阳上亢型头痛加太冲、天宗；痰浊上扰型头痛加丰隆；瘀阻脑络型头痛加膈俞、天宗；气血亏虚型头痛加气海、血海；肝肾阴虚型头痛加太溪、肝俞、肾俞。

操作：患者取正坐位，医者将其耳郭折叠，耳上方呈一尖角处，常规消毒后，右手持三棱针对准耳尖刺之，出针后用双手挤压针孔令其出血 10 滴左右（图 3-55）。出血多者更佳，隔日 1 次。

▲ 图 3-55　点刺耳尖穴

5. **处方五**

取穴：脑聪三线（头顶部的督脉和足太阳膀胱经线；督脉：神庭至后顶；膀胱经：曲差至脑点）。

操作：患者取仰卧位或坐位，将所选择区域处的头发向两侧分开固定，以暴露针刺的有效区域。将不锈钢七星针针具和叩刺区域常规消毒后，用右手拇、中指持针，以食指固定，腕关节用力，以轻弹速刺的方法进行叩刺，叩刺密度要均匀。首次治疗以皮肤微红为度，以后可根据病情的程度采用轻叩微红为补、中叩微出血为平补平泻、重叩出血为泻的叩刺方法（图 3-56 和图 3-57）。适用于脑外伤后顽固性头痛。

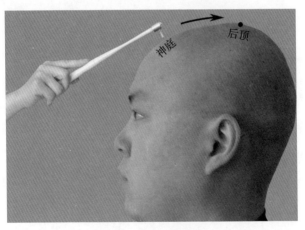

▲ 图 3-56 叩刺督脉

6. **处方六**

取穴：足少阳胆经、足太阳膀胱经在头部的体表循行路线（患侧）。

操作：局部常规消毒，右手持梅花针，从足少阳经在目外

▲ 图 3-57　叩刺膀胱经

眦的起始穴瞳子髎开始，沿足少阳胆经在头侧部的循行部位至风池穴、足太阳膀胱经从攒竹穴至天柱穴的经络循行路线进行中度叩刺，每隔约 1cm 叩刺一下，反复叩打 3~4 次。若头痛重者，可叩至头皮轻微点状出血（图 3-58 和图 3-59），适用于偏头痛。每日 1 次，5 次为 1 个疗程。叩打后当天不宜洗头，以防感染。

【临床报道】

所选 80 例患者均系我院住院患者，以就诊前后次序分为治疗组和对照组。治疗组 40 例，男性 26 例，女性 14 例；年龄最小 32 岁，最大 72 岁；病程最短 3 小时，最长 2 天。脑出血 15 例，蛛网膜下

▲ 图 3-58 叩刺胆经

腔出血 25 例。对照组 40 例中，男性 22 例，女性 18 例；年龄最小 36 岁，最大 80 岁；病程最短 2 小时，最长 5 天。脑出血 10 例，蛛网膜下腔出血 30 例。两组患者的年龄分布、疾病种类经统计学处理，差异无显著意义（$P > 0.05$）。

治疗方法：80 例患者西医治疗均采用降颅压、脱水药物（选用 20% 甘露醇 250ml 静脉滴注，每隔 8 小时或 6 小时 1 次，或呋塞米 100ml 加入 0.9% 生理盐水 500ml 静脉滴注，每日 1 次），两组患者均不使用镇痛药物。

另治疗组取足窍阴（在足部，第 4 趾外侧距趾甲角 0.1 寸许），局部严密消毒后，用三棱针点刺放血，每次放血量 10～15 滴。每日

149

▲ 图3-59　叩刺膀胱经

放血1次，3次为1个疗程。

对照组不加用穴位治疗，降颅压药物同前。

治疗结果：有效，足窍阴放血即刻或1～3次治疗后疼痛消失。无效，经3次治疗后，疼痛仍未缓解。治疗组中，足窍阴放血治疗头痛即刻有效率达65.0%，1～3天内总有效率达95.0%，缩短了患者疼痛持续的时间。对照组中，疼痛持续时间较长，3日之内缓解者仅为15.0%。两组比较，治疗组效果明显优于对照组（P＜0.01）。[戴晓玉，杜元灏. 足窍阴放血治疗高颅压头痛40例. 中国针灸，2002, 22(4):227–228.]

十三、三叉神经痛

【概述】

三叉神经痛，是指一种在面部三叉神经分布区内反复发作的阵发性剧烈神经痛。多数三叉神经痛于 40 岁起病，多发生于中老年人，女性尤多，右侧多于左侧，多累及第二支（分布在面颊，上唇及上齿槽）和第三支（分布在下颌，下唇及下齿槽），第一支（分布在眼额部）少见。该病的特点是，在头面部三叉神经分布区域内，发生骤发骤停、闪电样、刀割样、烧灼样、顽固性、难以忍受的剧烈性疼痛。说话、刷牙或微风拂面时都会导致阵痛，三叉神经痛患者常因此不敢擦脸、进食，甚至连口水也不敢吞咽，从而影响正常的生活和工作。属中医学"面痛"范畴。

【诊断标准】（参照 1988 年国际颈痛学会、国际头痛学会分类委员会制订的标准）

(1) 面部或额部的阵发性疼痛，持续几秒至 2 分钟。

(2) 疼痛至少有下列特点中的 4 项：①沿三叉神经的一支或几支散布；②特征为突发、剧烈、尖锐、浅表、刀刺样或烧灼样；③疼痛剧烈；④从扳机点促发，或因某些日常活动诱发，如吃饭、谈话、洗脸或刷牙；⑤发作以后，患者完全无症状。

(3) 无神经系统体征。

(4) 每个患者有其刻板的发作。

(5) 病史、躯体检查及必要时所做的特殊检查可排除导致面痛的其他原因。

【辨证分型】（参考 1995 年中华人民共和国卫生部制订的《中药新药临床研究指导原则》）

(1) 风寒证：面侧呈短阵性刀割样剧痛，每因冷天或感风寒发作或加重，头面畏寒喜热，面肌抽搐，有紧缩感，四末厥冷或冷麻，舌苔薄白，脉浮紧或沉迟。

(2) 肝火亢盛证：患侧呈频繁阵发性电击样疼痛，痛时面红目赤，烦躁易怒，怒则发作或加重，胁肋胀痛，口苦口干，溲赤便秘，舌质红，苔黄，脉弦数。

(3) 胃火上攻证：面颊呈短阵性剧痛，其痛如灼，昼轻夜重，遇热诱发，牙痛似脱，龈肿口臭，胃脘灼痛，口渴喜饮，便干溲黄，舌质红，苔黄，脉滑数。

(4) 气滞血瘀证：病程较长，痛如锥刺刀割，痛处固定不移，疼痛反复发作，面色晦暗，舌质紫暗或见瘀斑瘀点，脉弦细或细涩。

【治疗】

1. 处方一

取穴：阿是穴（压痛点）。

辨证分型：风寒者加风门、大椎、肺俞；肝火亢盛者加肝俞、太冲、合谷；胃火上攻者加胃俞、内庭；气滞血瘀者加膈俞。

操作：每次取 1～2 个压痛点，局部常规消毒，用三棱针点刺阿是穴出血，再用闪火法拔罐，至瘀血流尽起罐。隔日 1 次，5 次为 1 个疗程。

2. 处方二

取穴：主穴为阿是穴，第一支痛者配阳白；第二支痛者配四白；第三支痛者配夹承浆。

辨证分型：风寒者加风门、大椎、肺俞；肝火亢盛者加肝俞、太冲、合谷；胃火上攻者加胃俞、内庭；气滞血瘀者加膈俞。

操作：患者取仰卧位，常规消毒后用三棱针点刺出血，起针后加拔火罐 3～5 分钟，令出血 2～3ml（图 3-60）。体质强壮，面痛严重者宜深刺，放血量宜多；反之浅刺，放血量宜少。3～5 天 1 次，5 次为 1 个疗程。

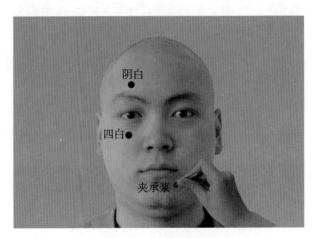

▲ 图 3-60　点刺夹承浆穴

【临床报道】

所选 84 例均为本院门诊患者，其中男性 36 例，女性 48 例；年龄 18—75 岁；病程 4 天至 13 年；大部分病例为累及三叉神经第 2 支或第 3 支，少数为第 1 支，尚有少数兼有 3 支或 2 支痛者。患者均经各种治疗而病情反复，缠绵难愈。

治疗方法：采用刺络拔罐法治疗。首先在疼痛局部取穴：三叉神经第 1 支痛取鱼腰、太阳；第 2 支痛取下关、四白；第 3 支痛取夹承浆，以三棱针点刺出血后拔罐，视患者具体情况决定拔罐放血量的多少。一般每穴出血量宜控制在 1～3ml，隔日 1 次，7 次为 1 个疗程，视病情治疗 1～2 个疗程，疗程间隔 1 周。

治疗结果：痊愈，疼痛消失，无其他自觉症状。好转：发作次数减少，发作时疼痛减轻。无效：治疗后疼痛如前甚或加重。84 例中痊愈 54 例（64.29%，其中治疗次数最少 1 次，最多 5 次），好转 26 例（30.95%），无效 4 例（4.76%，均为病程长、年龄偏大、体质较弱者），总有效率 95.24%。

典型病例：庄某，女，35 岁，患左侧三叉神经痛 4 年。疼痛波及 3 个分支范围，尤以第 2 支痛甚，曾因剧痛难忍拔牙 2 颗，但其痛如旧；服卡马西平、苯妥英钠等，以及经纯酒精封闭治疗后缓解。近日疼痛复发，上述西医治疗无效。诊时患者以手捧面，呈极度痛苦面容，其口气臭秽，舌尖边红苔黄腻，脉细弦。即以三棱针点刺太阳（左）、四白（左）、下关（左），并拔罐（每穴出血约 3ml），治疗 1 次后痛去大半，隔日如上法再治疗 1 次疼痛即消失。1 年后随访未见复发。[连远义 . 刺络拔罐治疗三叉神经痛 84 例 . 中国中医急症，2004, 13(9):620–621.]

十四、面肌痉挛

【概述】

面肌痉挛，又称面肌抽搐或半侧颜面痉挛，为阵发性半侧颜面部肌肉的不自主运动，无其他神经系统阳性体征。开始多起于眼轮匝肌，逐渐向面颊乃至整个半侧面部发展，逆向发展的较少见。可因疲劳、紧张而加剧，尤以讲话、微笑时明显，严重时可呈痉挛状态。本病多为神经炎的后遗症，但机制不明确。属中医学"面瞤""面风""筋惕肉瞤"范畴。

【诊断标准】

(1) 多在中年起病，女性多见，单侧发病。

(2) 多自一侧下眼睑的轻微颤搐开始，逐渐向面部、上眼睑、口角扩展，严重者，面肌痉挛发作时可牵扯颈部肌肉发生挛缩及眼睑的抽搐，使眼睛不能睁开、口角上吊。可伴有轻度肌无力和肌萎缩。

(3) 在精神紧张、疲劳、面肌主动运动时症状加重，睡眠时消失。

(4) 面肌痉挛不伴有疼痛。

(5) 肌电图显示患侧肌纤维震颤及肌束震颤波，脑 CT 及脑电波检查无异常。

【辨证分型】

(1) **风寒袭络**：症见面肌紧张或面部神经拘挛、抽搐、跳动，伴有患侧恶风恶寒，发热，头身疼痛，鼻塞，流涕，痰吐稀薄色白，口不渴或渴喜热饮，舌淡苔薄白而润，脉浮或浮紧。

(2) **风热郁络**：症见颜面肌肉拘挛、抽搐、跳动，伴有面红目赤心烦，口渴欲饮，便干溲赤，发热汗出，舌红苔黄，脉洪大而浮。

(3) **风痰阻络**：症见面肌拘挛、抽搐、跳动，伴有胸脘痞闷，呕恶痰涎，头痛昏蒙，口渴不欲饮或口不渴，舌淡苔白滑或腻，脉弦滑。

(4) **肝胆湿热**：症见面肌痉挛，伴有头晕目赤，耳肿疼痛，耳鸣耳聋，口苦咽干或胁痛，尿赤涩痛，大便时干时稀，舌红苔黄腻，脉弦滑数。

(5) **肝郁气滞**：症见情志抑郁，胁痛纳呆，饮食减少，面肌痉挛，舌淡苔白，脉浮微弦。

(6)**气血虚弱**：症见面肌痉挛，汗出恶风，体倦乏力，舌淡苔薄，脉浮大无力。

(7)**肝肾阴虚，虚风内动**：症见面肌痉挛或麻木弛缓，头晕头痛，肢体麻木，耳鸣目糊，性情急躁，腰膝酸软，或面红目赤心烦。患者多伴有高血压。舌红苔黄，脉弦细数或弦硬而长。

【治疗】

取穴：以眼睑肌痉挛为主，取眼针区域、太阳穴区为第1组；以颧面肌痉挛为主，取胃经循行区域、颧髎区域为第2组；以口轮匝肌痉挛为主，取唇周区、地仓区域为第3组穴位；全面肌痉挛则在3组穴位区域中酌情选用。

辨证分型：外感六淫加风门、大椎；风痰阻络证加大椎、丰隆；肝胆湿热证加肝俞、胆俞、阳陵泉；肝郁气滞证加太冲、合谷；气血虚弱型加气海、足三里。

操作：穴位常规消毒，用梅花针轻度叩刺，待患者适应后予以中度叩刺，操作时，针尖起落要呈垂直方向，运用腕部的弹力，施行弹跳式叩打。注意在眼针区域叩刺时，嘱患者闭目，医生用拇指按压瞳子髎穴区并向太阳穴牵扯，使眼部皮肤拉紧，以便于操作。眼周及唇周采用环形叩刺。叩刺以面部潮红，患者感到轻度的热、胀痛，表皮少许渗血为度。每次叩刺3～5分钟，然后依痉挛部位不同分别在太阳、颧髎、地仓穴区拔小号罐，出血停止后即起罐（图3-61至图3-63）。隔日1次，5次为1个疗程。

【临床报道】

25例中，男性10例，女性15例；年龄最小者35岁，最大者72岁；病程6个月至5年。均为一侧面部发病。

治疗方法：取攒竹、丝竹空、太阳、下关、颧髎、迎香、听宫、

▲ 图 3-61　叩刺太阳穴区

▲ 图 3-62　叩刺颧髎穴区

地仓穴区

▲ 图 3-63　叩刺地仓穴区

合谷。腧穴针刺得气后，加用电针，接于面部肌肉明显抽动的腧穴，缓慢调至针刺部位出现节律收缩并在患者耐受限度内。留针 20～30 分钟。出针后，患者侧卧位，患侧在上，太阳穴常规消毒后用梅花针叩刺出血后拔罐 10～15 分钟，使之出血 1～5ml，隔日 1 次，10 次为 1 个疗程。

治疗结果：面部肌肉抽动完全消失，随访 3 个月无复发者为痊愈；面部肌肉抽动明显减轻者为显效；面部肌肉抽动未见改善者为无效。25 例患者中，痊愈 8 例，显效 7 例，全部获效，总有效率为 100%。

典型病例：刘某，男，36 岁，1998 年 3 月 16 日就诊。诉半年前无明显诱因下出现左侧下眼睑及颊部不规则不自主的抽搐，夜间、精神紧张、疲劳、失眠时痉挛加重。经口服药物及理疗，效不佳，遂来针灸门诊就诊。后经上法治疗 2 次后，面部肌肉抽动明显减轻，继续治疗 2 个疗程后，面肌痉挛基本消失，随访 3 个月无复

发。[杨芳.针刺加梅花针叩刺拔罐治疗面肌痉挛 25 例.针灸临床杂志，2000, 16(9):14.]

十五、面神经麻痹

【概述】

面神经麻痹，是指以面部表情肌群运动功能障碍为主要特征的一种常见病。俗称"面瘫""歪嘴巴""歪歪嘴""吊线风"，又称"口㖞""卒口僻""口眼㖞斜"。本病可发生于任何年龄，以 20—40 岁者居多，男性多于女性，面部左右两侧的发病率大致相同，可分为周围性和中枢性两种。这里主要讨论周围性面神经麻痹引起的面瘫。本病起病急，常于睡醒后突然发现口眼㖞斜，一侧眼睑不能闭合，露睛流泪，额纹消失，不能皱眉，鼻唇沟歪斜变浅，不能做吹口哨、示齿等动作，流涎，咀嚼食物常留于患侧牙齿之间，面颊板滞麻木，头痛或耳后痛，畏寒，无半身不遂、神志不清等症状，苔薄白，脉浮滑。

【诊断标准】（参考 1998 年贝政平主编的《3200 个内科疾病诊断标准》）

(1) 起病突然。

(2) 患侧眼裂增大，眼睑不能闭合，流泪，额纹消失，不能皱眉。

(3) 患侧鼻唇沟变浅或平坦，患侧口角低并向健侧牵引。

(4) 根据损害部位不同而又分：①茎乳突孔以上影响鼓索支时，则有舌前 2/3 味觉障碍；②损害镫骨神经时，可有听觉障碍；③损害膝状神经节时，可有乳突部疼痛，外耳道与耳郭部的感觉障碍或出现疱疹；④损害在膝状神经节以上，可有泪液、唾液减少。

【辨证分型】

(1) 风寒证：多有面部受凉病史，如迎风睡眠，电风扇对着一侧面部吹风过久等。一般无外感表证。起病突然，每在睡眠醒来时，发现一侧面部板滞、麻木、食物常常停滞于患侧齿颊之间；病侧额纹、鼻唇沟消失，眼睑闭合不全，迎风流泪等症。病程延久，部分患者口角歪向病侧，名为"倒错"现象。

(2) 风热证：往往继发于感冒发热、中耳炎、牙龈肿痛，并伴有耳内、乳突轻微作痛。起病突然，每在睡眠醒来时，发现一侧面部板滞、麻木、瘫痪，不能做蹙额、皱眉、露齿、鼓颊等动作；口角歪斜，漱口漏水，进餐时食物常常停滞于患侧齿颊之间；病侧额纹、鼻唇沟消失，眼睑闭合不全，迎风流泪等症。病程延久，部分患者口角歪向病侧，名为"倒错"现象。

【治疗】

1. 处方一

取穴：患侧局部循经叩刺。

辨证分型：风寒者加风池，风热证加大椎。

操作：常规消毒后，用梅花针从患侧翳风穴徐徐向前移动叩至颊车，往上叩至下关，再从颊车叩至地仓，往下至承浆，往上至水沟；从迎香至四白，从太阳至眉中，经过丝竹空、鱼腰、攒竹至印堂；最后叩头维。发病初期（1周内）一般手法稍轻，发病后期（1周后）手法略重，后遗症期（3个月以上）则取稍轻，但总以皮肤潮红，略有出血为度（图3-64）。每日1次，10次为1个疗程。

2. 处方二

取穴：患侧循经叩刺。

辨证分型：风寒证加风池，风热证加大椎。

▲ 图3-64　患侧局部循经叩刺

操作：选取三条线：承泣→地仓为一线；下关→颊车→承浆为一线；印堂→阳白→太阳为一线。常规消毒后，用梅花针循线叩刺至局部皮肤潮红为度（图3-65）。每天1次，7天为1个疗程。

▲ 图3-65　患侧循经叩刺

3. 处方三

取穴：完骨。

辨证分型：风寒证加风池，风热证加大椎。

操作：常规消毒后，用梅花针在完骨穴叩刺至局部微微渗血，并加拔罐5～10分钟，拔出血量5～10ml（图3-66）。每日1次，共放血治疗5次。适用于面瘫急性期。

▲ 图3-66　叩刺完骨穴

4. 处方四

取穴：患侧牵正、阳白、太阳、颧髎、四白、颊车、地仓。

辨证分型：风寒证加风池，风热证加大椎。

操作：每次选1～2个穴。常规消毒后，用三棱针点刺2～3下，再用小玻璃罐闪罐3～5次后，留罐5分钟（图3-67至图3-69）。每日1次，10次为1个疗程。

【临床报道】

本组76例，女性43例，男性33例；年龄最大82岁，最小21岁；

▲ 图 3-67 点刺牵正穴

▲ 图 3-68 点刺太阳穴

病程长者 1 年余，短者 2 个月。

　诊断标准：口眼㖞斜，患侧眼裂增大，眼睑不能闭合，流泪，额纹消失或变浅，不能皱眉，鼻唇沟变浅，口角下垂，口歪向健侧，

▲ 图3-69　点刺颧髎穴

鼓腮漏气，漱口漏水，颊齿间藏食，患侧耳后乳突区疼痛，伸舌居中，可伴有味觉、听觉障碍。病程超过2个月，经其他方法治疗症状无改善或改善不明显。

　　治疗方法：取合谷、外关、足三里、地仓、颊车、迎香、鱼腰、攒竹、太阳、下关、阳白、翳风、口禾髎、头针运动区。对侧合谷、患侧外关、双侧足三里，施以补法；患侧下关透刺迎香，地仓透刺颊车，先泻后补；患侧太阳、阳白、鱼腰（可与攒竹交替使用）、口禾髎、翳风，平补平泻。1个月为1个疗程，第1个疗程每日1次，第2个疗程隔日1次。取太阳、阳白、鱼腰、迎香、翳风、下关常规消毒后，用梅花针叩刺，以局部略出血为度，隔日1次。

　　治疗结果：治愈，患者面肌功能恢复正常，症状消失。显效，面肌功能大致恢复正常，症状及体征基本消失。好转，面肌功能部分恢复正常，症状及体征部分消失或好转。无效，经过2个疗程症状无改善。76例中治愈45例，显效19例，好转6例，无效6例，

有效率92.1%。[王辉,刘志刚.透针配合梅花针治疗顽固性周围性面瘫.针灸临床杂志,2007, 23(7):39.]

十六、肋间神经痛

【概述】

肋间神经痛,指在肋间神经支配区域发生的疼痛。原发性肋间神经痛极少见,继发性者多与病毒感染、毒素刺激、机械损伤及异物压迫等有关,疼痛性质多为刺痛或灼痛,并沿肋间神经分布。属中医学"胸痹""胁痛"范畴。

【临床表现】

(1) 以一侧或两侧胁肋部疼痛为主症。

(2) 疼痛性质有胀痛、刺痛、隐痛、闷痛、窜痛等,常反复发作。

【辨证分型】

(1) 气滞血瘀:肋间持续疼痛,呼吸、咳嗽时症状加重,患处无红肿,按之疼痛增加,精神饮食正常。舌淡苔薄腻微黄,边有瘀点,脉弦细。

(2) 寒凝痰滞,气血壅阻:肋间局限性隐痛,患处平坦,皮色不变,按之疼痛增加,遇寒加重,精神饮食正常。舌淡苔薄腻,脉沉细弦。

(3) 肝气郁结:肋间疼痛并伴胸闷不畅,精神饮食正常,脉弦。

【治疗】

1. 处方一

取穴:肋间阿是穴。

辨证分型:气滞血瘀者加膈俞、肝俞;寒凝痰滞者加膻中、脾俞；肝气郁结者加太冲、肝俞。

操作：常规消毒后，先以三棱针点刺肋间疼痛最明显处约1.5mm深，可顺肋间斜刺 2～3 针，刺后轻摇针孔，使之出血如绿豆大，不留针，起针后立即加拔火罐，至停止出血后起罐，再用酒精棉球拭净血迹。隔日 1 次，5 次为 1 个疗程。

2. 处方二

取穴： 肋间神经疼痛区。

辨证分型： 气滞血瘀者加膈俞、肝俞；寒凝痰滞者加膻中、脾俞；肝气郁结者加太冲、肝俞。

操作： 常规消毒后，用梅花针在患侧脊椎旁痛感中心螺旋样从内向外逐步扩大叩击，对痛点区重叩，至局部皮肤明显发红并有轻度出血时，用闪火法拔火罐，留罐 5～10 分钟。每日或隔日 1 次，5 次为 1 个疗程。

3. 处方三

取穴： 期门、阿是穴（压痛明显处）。

辨证分型： 气滞血瘀者加膈俞、肝俞；寒凝痰滞者加膻中、脾俞；肝气郁结者加太冲、肝俞。

操作： 局部常规消毒后，用梅花针对选定区域由轻而重地叩刺，直至局部皮肤明显发红，并轻微出血。然后在该处拔罐，留罐 10 分钟，起罐后用酒精棉球拭净血迹（图 3-70）。隔日治疗 1 次。

【临床报道】

本组 32 例病例均为门诊患者，其中男性 18 例，女性 14 例；年龄最小 18 岁，年龄最大 68 岁；病程最短 2 日，最长 3 个月，临床主要表现为一侧或两侧胸胁疼痛，疼痛呈阵发性，针刺样，有灼热感，入夜更甚，舌质紫暗或淡，苔白或黄，脉弦，全部患者均经胸

期门

▲ 图 3-70　叩刺期门穴

部 X 线、B 超、血常规检查，以排除他病，确诊为肋间神经痛。

　　治疗方法：以疏通经络理气，活血化瘀止痛为主，取阿是穴、期门、肝俞、胆俞、膈俞、支沟、太冲。皮肤常规消毒后，用梅花针叩击，以皮肤潮红为度，然后用闪火法拔罐，每次取 2～4 个穴位，时间为 10 分钟，其中支沟、太冲用捻转泻法，不留针，隔日 1 次，5 次为观察标准，防止感染。

　　治疗结果：痊愈，自觉疼痛完全消失，随访无复发；有效，疼痛明显减轻；无效，疼痛无明显改变。32 例中，痊愈 24 例，占 75%；显效 7 例，占 21.9%；无效 1 例，占 3.1%；总有效率为 96.9%。

　　典型病例：李某，男，36 岁，机关干部，1999 年 12 月就诊。患者两侧胸胁疼痛1周。疼痛呈阵发性，游走不定，频繁发作，昼夜不止，当深吸气时针刺样疼痛，并偶伴有灼热感，情绪不佳时疼痛加重，口服中西药效果不佳，故来针灸科就诊。查：皮肤无红肿，脊椎旁、胸骨旁、肋骨下缘有压痛，胸部X线、血常规、B超检查均未见异常。舌苔白，脉弦。西医诊断：肋间神经痛，中医诊断：胁痛（气滞血瘀）。按上方治疗，1次后疼痛大减，情绪好转，发作频率减少，入夜能睡，嘱巩固治疗2次痊愈，随访未复发。[贾庆和.梅花针加火罐治疗肋间神经痛32例.针灸临床杂志,2001,17(7):36.]

十七、坐骨神经痛

【概述】

坐骨神经痛，是指坐骨神经病变，沿坐骨神经通路即腰部、臀部、大腿后、小腿后外侧和足外侧发生的疼痛。本病分为原发性和继发性两大类，原发性坐骨神经痛（坐骨神经炎）原因不明，临床比较少见；继发性坐骨神经痛由于邻近病变的压迫或刺激引起，又分为根性和干性坐骨神经痛，分别指受压部位是在神经根还是在神经干。根性多见，病因以椎间盘突出最常见，其他病因有椎管内肿瘤、椎体转移病、腰椎结核、腰椎管狭窄等；干性可由骶髂关节炎、盆腔内肿瘤、妊娠子宫压迫、髋关节炎、臀部外伤、糖尿病等所致。坐骨神经病多见于中老年男性，以单侧较多。起病急骤，首先感到下背部酸痛、腰部僵直感，或者发病前数周走路和运动时，下肢有短暂的疼痛，以后逐步加重而发展为剧烈疼痛，疼痛由腰部、臀部或髋部开始，向下沿大腿后侧、腘窝、小腿外侧和足背扩散，在持续性疼痛的基础上有一阵阵加剧的烧灼样或针刺样疼痛，夜间更严重。属中医学"痹证"范畴。

【诊断标准】（参考 1998 年贝政平主编的《3200 个内科疾病诊断标准》）

(1) 沿坐骨神经分布区域内，传导性放射性疼痛。

(2) 跟腱反射减低或消失。

(3) Laseque 征阳性。

(4) 常见压痛点：坐骨切迹、臀中点、腘窝点、腓点、踝点。

(5) 腰椎摄片常见腰$_4$、腰$_5$椎间隙狭窄。

【辨证分型】

(1) **寒胜痛痹**：腰部连及下肢窜痛，遇寒加重，得温痛减，形寒肢冷，舌淡，苔白，脉沉细。

(2) **寒湿犯腰**：腰部连及下肢窜痛，肢体沉重，遇寒加重，得温痛减，形寒肢冷，舌淡胖苔白，脉濡缓。

(3) **瘀血犯腰**：腰部压痛明显，连及下肢疼痛，痛如刀割针刺，入夜尤甚，舌质紫暗或有斑点，脉涩。

(4) **湿热犯腰**：腰部连及下肢灼热疼痛，腰部沉重，转侧不利，渴不欲饮，舌质红，苔黄腻，脉濡数或滑数。

(5) **肝肾亏虚**：腰部连及下肢后外侧，腰膝酸软，头晕耳鸣，软弱无力，劳累后加剧，脉弱。

【治疗】

1. **处方一**

取穴：委中穴（双侧）。

辨证分型：寒湿留着者加肾俞、腰阳关、命门；瘀血阻滞者加肝俞、膈俞、关元俞；湿热阻滞者加阴陵泉；肝肾阴虚者加肝俞、肾俞。

操作：患者取站立位，局部皮肤常规消毒后，选用三棱针一枚，左手拇指压在被刺部位下端，右手持三棱针对准委中附近显露的静脉血管处与局部皮肤成 60°，斜刺入脉中后迅速将针退出，使瘀血流出。可使用消毒棉球轻轻按压静脉上端，以助瘀血排出。待出血自行停止后，再用消毒干棉球按压针孔，最后以创可贴保护针孔，以防感染（图 3-71）。每周 2 次，4 次为 1 个疗程。

2. 处方二

取穴：下腰部疼痛取阿是穴、病变水平夹脊穴、八髎、秩边、环跳（每次取 1~2 穴）。下肢部疼痛取承扶、殷门、委中、阳陵泉、悬钟、丘墟、昆仑（每次取 2~3 穴）。

▲ 图 3-71 点刺委中穴

辨证分型：寒湿留着者加肾俞、腰阳关、命门；瘀血阻滞者加肝俞、膈俞、关元俞；湿热阻滞者加阴陵泉；肝肾阴虚者加肝俞、肾俞。

操作：患者取俯卧位，各穴位常规消毒后，用三棱针点刺出血（一般点刺穴位附近明显的静脉处，静脉不显处直接点刺穴位），再用闪火法拔上合适的火罐，留罐5～10分钟，起罐后用消毒棉球擦净血迹（图3-72至图3-77）。每周2次，4次为1个疗程。

▲ 图3-72　点刺秩边穴

3. 处方三

取穴：阿是穴、环跳、委中、承山、阳陵泉、悬钟、昆仑。

辨证分型：寒湿留着者加肾俞、腰阳关、命门；瘀血阻滞者加肝俞、膈俞、关元俞；湿热阻滞者加阴陵泉；肝肾阴虚者加肝俞、肾俞。

▲ 图3-73　点刺环跳穴

▲ 图3-74　点刺承扶穴

▲ 图 3-75　点刺委中穴

操作：以上穴位每次选 2～3 个，常规消毒后，用七星梅花针叩刺至皮肤潮红或隐隐出血，然后用闪火法拔罐，留罐 5～10 分钟，起罐后用消毒棉球擦净血迹（图 3-78 至图 3-81）。每周 2 次，4 次为 1 个疗程。

【临床报道】

林某，男，40 岁，司机，因左下肢后侧疼痛 1 周，于 1995 年 7 月来诊，症状表现为：左胯部疼痛，沿下肢后侧放射至足跟，夜间痛甚。检查：左侧直腿抬高试验（＋），左侧腘窝委阳穴处有一色青充盈的血络，压之疼痛，舌淡红，苔厚微黄，脉弦滑。中医诊断：腰腿痛；西医诊断：坐骨神经痛。处理：于左侧委阳穴处常规消毒，

阳陵泉

▲ 图 3-76　点刺阳陵泉穴

悬钟

丘墟

昆仑

▲ 图 3-77　点刺悬钟穴

▲ 图 3-78 叩刺环跳穴

▲ 图 3-79 叩刺委中穴

▲ 图 3-80 叩刺阳陵泉穴

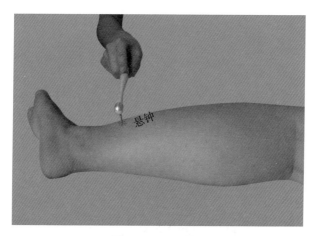

▲ 图 3-81 叩刺悬钟穴

用三棱针刺络出血，出血较多。操作完毕，疼痛缓解，每隔 3 日刺络放血 1 次，共放血 3 次而愈。[黄月莲 . 诊察血络及刺络放血法在痛症中的应用 . 针灸临床杂志，2000, 16(12):17.]

十八、脑梗死

【概述】

脑梗死,又称缺血性脑卒中,指局部脑组织因血液循环障碍,缺血、缺氧而发生的软化坏死。主要是由于供应脑部血液的动脉出现粥样硬化和血栓形成,使管腔狭窄甚至闭塞,导致局灶性急性脑供血不足而发病;也有因异常物体(固体、液体、气体)沿血液循环进入脑动脉或供应脑血液循环的颈部动脉,造成血流阻断或血流量骤减而产生相应支配区域脑组织软化坏死者。前者称为动脉硬化性血栓形成性脑梗死,占本病的 40%～60%,后者称为脑栓塞,占本病的 15%～20%。此外,尚有一种腔隙性脑梗死,是高血压小动脉硬化引起的脑部动脉深穿支闭塞形成的微梗死,也有人认为少数病例可由动脉粥样硬化斑块脱落崩解导致的微栓塞引起,占脑梗死的 20%～30%。脑梗死是脑血管病中最常见者,约占 75%,病死率为 10%～15%,致残率极高,且极易复发,复发性中风的死亡率大幅度增加。本病属中医学"卒中""中风""类中风""偏枯""半身不遂"等范畴。

【诊断标准】(参考国家中医药管理局 1994 年发布的《中医病证诊断疗效标准》)

(1) 以半身不遂,口舌㖞斜,舌强语謇,偏身麻木,甚则神志恍惚、迷蒙、神昏、昏愦为主症。

(2) 发病急骤,有渐进发展过程。病前多有头晕头痛、肢体麻木等先兆。

(3) 常有年老体衰,劳倦内伤,嗜好烟酒,膏粱厚味等因素。每因恼怒、劳累、酗酒、感寒等诱发。

(4) 可进行血压、神经系统、脑脊液、血常规、眼底等检查。有条件者做 CT、磁共振检查，可有异常表现。

(5) 应注意与痫病、厥证、痉病等鉴别。

【辨证分型】（参考国家中医药管理局 1994 年发布的《中医病证诊断疗效标准》）

1. 中经络

(1) 肝阳暴亢：半身不遂，舌强语謇，口舌㖞斜，眩晕头痛，面红目赤，心烦易怒，口苦咽干，便秘尿黄。舌红或绛，苔黄或燥，脉弦有力。

(2) 风痰阻络：半身不遂，口舌㖞斜，舌强言謇，肢体麻木或手足拘急，头晕目眩。舌苔白腻或黄腻，脉弦滑。

(3) 痰热腑实：半身不遂，舌强不语，口舌㖞斜，口黏痰多，腹胀便秘，午后面红烦热。舌红，苔黄腻或灰黑，脉弦滑大。

(4) 气虚血瘀：半身不遂，肢体软弱，偏身麻木，舌歪语謇，手足肿胀，面色淡白，气短乏力，心悸自汗。舌质暗淡，苔薄白或白腻，脉细缓或细涩。

(5) 阴虚风动：半身不遂，肢体麻木，舌强语謇，心烦失眠，眩晕耳鸣，手足拘挛或蠕动。舌红或暗淡，苔少或光剥，脉细弦或数。

2. 中脏腑

(1) 风火闭窍：突然昏倒，不省人事，两目斜视或直视。面红目赤，肢体强直，口燥，项强，两手握紧拘急，甚则抽搐，角弓反张。舌红或绛，苔黄而燥或焦黑，脉弦数。

(2) 痰火闭窍：突然昏倒，昏愦不语，躁扰不宁，肢体强直。痰多息促，两目直视，鼻鼾身热，大便秘结，舌红，苔黄厚腻，脉滑数有力。

(3) 痰湿蒙窍：突然神昏迷睡，半身不遂，肢体瘫痪不收。面色晦垢，痰涎涌盛，四肢逆冷。舌质暗淡，苔白腻，脉沉滑或缓。

(4) 元气衰败：神昏，面色苍白，瞳神散大，手撒肢逆，二便失禁，气息短促，多汗肤凉。舌淡紫或萎缩，苔白腻，脉散或微。

【治疗】

1. 处方一

取穴：太阳、曲泽、委中、十宣、十二井穴。舌强不语者加金津、玉液。

辨证分型：适用于中脏腑。

操作：患者直立，选择委中穴或穴周血络明显处，常规消毒，针对血络直刺 5mm，血液流出至自然停止，继而在刺络的部位拔罐，留罐 5 分钟，此时对曲泽穴、太阳穴及穴周显现的血络刺络放血。每穴出血量控制在 10ml 以内。十宣、十二井穴每次选取 2～3 个穴，使每穴挤压出血 3～5 滴即可（图 3-82 至图 3-88）。每周治疗 2 次。

2. 处方二

取穴：头部督脉、膀胱经、胆经、患侧手足阳明经。

辨证分型：适用于中经络。

操作：患者取坐位，不能坐者由家人扶持而坐，对梅花针及叩刺部位常规消毒，手持梅花针柄，放松手腕，针头垂直对准叩刺部位，依次叩刺头部督脉、膀胱经、胆经，患侧手足阳明经，反复叩刺数次，以局部微红为度，完毕后用酒精棉球擦净血迹（图 3-89 至图 3-93）。叩刺头部时令患者活动患侧肢体。

▲ 图3-82　点刺太阳穴

▲ 图3-83　点刺曲泽穴

▲ 图 3-84　点刺委中穴

▲ 图 3-85　点刺十宣穴

▲ 图3-86 点刺上肢部井穴

涌泉

至阴
足窍阴
大敦　隐白
厉兑

▲ 图 3-87　点刺下肢部井穴

【临床报道】

按照 1996 年中华医学会制定的《各类脑血管疾病诊断要点》，并经脑 CT 或 MR 扫描确诊。纳入标准为初次发生脑梗死，部位为基底节；上肢瘫痪、手无功能（0 级）；病程为 15 天以内。排除标准为伴有意识障碍，年龄小于 40 岁或大于 80 岁。

所选 60 例患者均来自我院针灸部，按入院顺序编号代入随机数

▲ 图 3-88　点刺金津、玉液穴

▲ 图 3-89　叩刺督脉

▲ 图 3-90　叩刺膀胱经

字表随机分为两组。治疗组 30 例，其中男性 19 例，女性 11 例；年龄 45—55 岁 9 例，55—70 岁 21 例；病程 7 天以内 26 例，7 天至 15 天 4 例；其中合并高血压 16 例，冠心病 8 例，糖尿病 6 例。对照组 30 例，其中男性 17 例，女性 13 例；年龄 45—55 岁 8 例，55—70 岁 22 例；病程 7 天以内 27 例，7 天至 15 天 3 例；其中合并高血压 15 例，冠心病 10 例，糖尿病 5 例。经方差分析和卡方检验两组年龄、性别、并发症等具有可比性（$P > 0.05$）。

　　治疗方法：两组患者均在相同的脑梗死常规治疗基础上，配合针刺治疗。

　　对照组取内关、水沟、三阴交、极泉、尺泽、委中（"醒脑开

▲ 图 3-91　叩刺胆经

▲ 图 3-92　叩刺大肠经

▲ 图 3-93　叩刺胃经

窍"基本组方）、合谷（患侧）。先刺双侧内关，直刺 1～1.5 寸；继刺水沟，向鼻中隔方向斜刺 0.5 寸；刺三阴交时针尖向后斜刺，进针 1～1.5 寸；极泉在原穴下 1 寸进针 0.5～1 寸；尺泽进针 0.5～1 寸。委中仰卧位抬腿取穴，进针 1～1.5 寸；合谷采用鸡爪刺，分别向拇、食指及后溪穴方向直刺。

治疗组在对照组基础上加十宣穴（患侧）。将患侧手指常规消毒后，三棱针点刺放血，每个指端放血 10～15 滴，其余操作同对照组。

两组均为每日治疗 1 次，15 天为 1 个疗程，2 个疗程后评定疗效。

治疗结果：参照 1995 年中华医学会神经病分会《中国卒中量表》中神经功能缺损评分标准的手指功能计分。痊愈，手指功能Ⅵ～Ⅴ级；显效，手指功能Ⅲ级；好转，手指功能Ⅰ～Ⅱ级；无效，手指功能 0 级。治疗组总有效率为 77%，对照组总有效率为 47%。[张继庆 . 十宣放血治疗中风后手指功能障碍 60 例 . 针灸临床杂志 , 2007, 23(3):30–31.]

十九、癫痫

【概述】

癫痫是由多种原因引起脑部神经元群阵发性异常放电所致的发作性运动、感觉、意识、精神、自主神经功能异常的一种疾病。表现为感觉、意识及精神等方面的障碍，以突然晕倒，不省人事，口吐涎沫，两目上视，瞳孔放大，肢体抽搐，或大小便失禁，口中发出猪羊样尖叫声，移时自醒，醒后如常人等为主要症状。属中医学"痫病"范畴，俗称"羊痫风"。

【诊断标准】（参考国家中医药管理局1994年发布的《中医病证诊断疗效标准》）

(1) 全面性发作时突然昏倒，项背强直，四肢抽搐。或仅两目瞪视，呼之不应，或头部下垂，肢软无力。

(2) 部分性发作时可见多种形式，如口、眼、手等局部抽搐，而无突然昏倒，或幻视，或呕吐、多汗，或言语障碍，或无意识的动作等。

(3) 起病急骤，醒后如常人，反复发作。

(4) 多有家族史，每因惊恐、劳累、情志过极等诱发。

(5) 发作前常有眩晕、胸闷等先兆。

(6) 脑电图检查有阳性表现，有条件者可进行CT、磁共振检查。

(7) 应注意与中风、厥证、痉病等的鉴别。

【辨证分型】（参考国家中医药管理局1994年发布的《中医病证诊断疗效标准》）

(1) **痰火扰神**：卒然仆倒，不省人事，四肢强痉拘挛，口中有声，口吐白沫，烦躁不安，气高息粗，痰鸣辘辘，口臭便干。舌质红或暗红，苔黄腻，脉弦滑。

(2) **风痰闭窍**：发则卒然昏仆，目睛上视，口吐白沫，手足抽搐，喉中痰鸣。舌质淡红，苔白腻，脉滑。

(3) **瘀阻脑络**：发则卒然昏仆，瘛疭抽搐，或单以口角、眼角、肢体抽搐，颜面口唇青紫。舌质紫暗或有瘀点，脉弦或涩。

(4) **血虚风动**：或卒然仆倒，或面部烘热，或两目瞪视，或局限性抽搐，或四肢抽搐无力，手足蠕动，二便自遗。舌质淡，少苔，脉细弱。

(5) **心脾两虚**：久发不愈，卒然昏仆，或仅头部下垂，四肢无力，伴面色苍白，口吐白沫，四肢抽搐无力，口噤目闭，二便自遗。舌质淡，苔白，脉弱。

(6) **肝肾阴虚**：发则卒然昏仆，或失神发作，或语謇，四肢逆冷，肢搐瘛疭，手足蠕动，健忘失眠，腰膝酸软。舌质红绛，少苔或无苔，脉弦细数。

【治疗】

1. **处方一**

取穴：长强。

辨证分型：痰火扰神者加行间、丰隆；风痰闭窍者加丰隆、太冲；瘀阻脑络者加膈俞；心脾两虚者加心俞、脾俞；肝肾阴虚者加肝俞、肾俞。

操作：伏身屈膝于腹部，使臀部仰起，在尾骨端与肛门间凹陷处，局部严格消毒，左手提起穴位之间的皮肉，右手持三棱针重刺

长强及其上下左右各一针，深 2~3 分，用手挤压出血为度。每周
1~2 次，10 次为 1 个疗程。

2. 处方二

取穴：大椎、腰奇、夹脊穴。

辨证分型：痰火扰神者加行间、丰隆；风痰闭窍者加丰隆、太
冲；瘀阻脑络者加膈俞；心脾两虚者加心俞、脾俞；肝肾阴虚者加
肝俞、肾俞。

操作：大椎、腰奇常规消毒后点刺出血数滴，加拔火罐 5~10
分钟，然后以梅花针叩打第一颈椎至第四骶椎两侧夹脊穴，至皮肤
潮红为度（图 3-94 和图 3-95）。每周 2~3 次。

▲ 图 3-94　叩刺华佗夹脊穴

▲ 图 3-95　点刺腰奇穴

3. 处方三

取穴：风府至长强脊椎棘突间。

操作：常规消毒后，每穴用三棱针挑刺出血 2～3 滴，加拔火罐 5～10 分钟（图 3-96）。开始每 3 天 1 次，随发作期间隔时间的延长，可每周 1 次。

二十、神经衰弱

【概述】

神经衰弱，是指由于某些长期存在的精神因素引起脑功能活动过度紧张，从而产生了精神活动能力的减弱。其主要临床特点是易于兴奋又易于疲劳，常伴有各种躯体不适感和睡眠障碍，不少患者病前具有某种易感素质或不良个性。在中医学"失眠""虚劳""郁证"中可找到类似的描述。

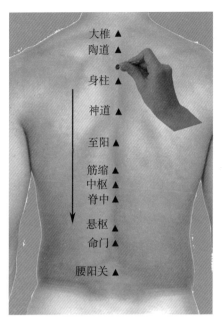

大椎 ▲
陶道 ▲
身柱 ▲
神道 ▲
至阳 ▲
筋缩 ▲
中枢 ▲
脊中 ▲
悬枢 ▲
命门 ▲
腰阳关 ▲

▲ 图 3-96　点刺脊椎间凹陷处

【诊断标准】（参考 1998 年贝政平主编的《3200 个内科疾病诊断标准》）

(1) 符合神经症诊断标准。

(2) 以神经衰弱症状为主要临床表现，至少有下述症状的三项：①衰弱症状，如脑力易疲劳，感到没有精力和脑力迟钝，注意力不集中或不能持久，感到记忆力差；②情绪症状，易烦恼，易激惹，往往伴有因症状而发生的继发性焦虑苦恼；③兴奋症状：容易精神兴奋，表现为回忆和联想增多且控制不住，兴奋伴有不快感而没有言语运动增多；④紧张性疼痛，紧张性疼痛或肢体肌肉酸痛；⑤睡眠障碍，如入睡困难，为多梦所苦，醒后感不解乏，睡眠感消失（实际已睡，自感未睡），睡眠觉醒节律紊乱（夜间不眠，白天没精打采和打瞌睡）。

(3) 不符合其他神经症的诊断标准。

【辨证分型】（参考第 5 版《中医内科学》教材）

(1) **肝气郁结**：精神抑郁，情绪不宁，善太息，胸胁胀痛，痛无定处，脘闷嗳气，腹胀纳呆，或呕吐，大便失常，女子月事不行，苔薄腻，脉弦。

(2) **气郁化火**：性情急躁易怒，胸闷胁胀，嘈杂吞酸，口干而苦，大便秘结，或头痛，目赤，耳鸣，舌质红，苔黄，脉弦数。

(3) **气滞痰郁**：咽中不适，如有物梗阻，咯之不出，咽之不下，胸中窒闷，或兼胁痛，苔白腻，脉弦滑。

(4) **忧郁伤神**：精神恍惚，心神不宁，悲忧善哭，时时欠伸，舌质淡，红薄白，脉弦细。

(5) **心脾两虚**：多思善虑，心悸胆怯，少寐健忘，面色不华，头晕神疲，食欲不振，舌质淡，脉细弱。

(6) **阴虚火旺**：眩晕，心悸，少寐，心烦易怒，或遗精腰酸，妇女则月经不调，舌质红，脉弦细而数。

【治疗】

取穴：耳尖。

辨证分型：肝气郁结者加太冲；气郁化火者加肝俞、合谷；气滞痰郁者加膻中、丰隆；心脾两虚者加脾俞、足三里；阴虚火旺者加肾俞。

操作：患者取坐位，先按揉耳郭 1 分钟，然后将患者患侧耳郭自耳房对折，常规消毒后，取耳郭上尖端折点处为针刺部位，用小号三棱针迅速刺入皮肤 1～2mm，然后用手挤压针刺点附近耳郭，挤出5～10滴血，再用消毒干棉球压迫止血（图3-97）。

【临床报道】

韩某，女，42岁，工人，1993年5月21日初诊。因丈夫车祸住院治疗，经济发生困难。1个月来日夜焦虑，导致晚上难于入睡，头昏心慌，时有幻觉感，面部潮红，烦躁易怒，不思饮食。予耳尖刺血法，每日1次，左右耳交替进行。5次治疗后，诸症消除，能比较平静地面对生活问题。[陈华德.耳尖穴的临床应用.浙江中医学院，2001, 16(95):37.]

耳尖

▲ 图3-97　点刺耳尖穴

第4章 皮肤科疾病

一、痤疮

【概述】

痤疮，俗称"粉刺""青春痘"，是一种常见的毛囊皮脂腺的慢性炎症性疾病。多发生于男女青春发育期，以面部多见，也可发生在前胸和后背皮脂腺分泌较多的部位，油性皮肤的人更加严重，特点为粉刺、丘疹、脓疱、结节和囊肿。多数认为本病与雄激素、皮脂腺和毛囊内微生物密切相关。此外，遗传、饮食、胃肠功能、环境因素、化妆品及精神因素亦与本病的发病有关。临床上常分为白头粉刺和黑头粉刺两类。若毛囊口开放，脂栓因氧化及粉尘所染而呈黑色，称为黑头粉刺；若毛囊口闭合，丘疹顶端呈白色，称为白头粉刺。属中医学"肺风""粉刺"范畴。

【诊断标准】（参考国家中医药管理局 1994 年发布的《中医病证诊断疗效标准》）

(1) 初起在毛囊口，呈现小米粒大小红色丘疹，亦可演变为脓疱。此后可形成硬结样白头粉刺或黑头粉刺，严重病例可形成硬结性囊肿。

(2) 多发于男女青春期之面部及胸背部，常伴有皮脂溢出。

(3) 多因饮食不节，过食肥甘厚味，或感外邪等诱发。

(4) 青春期过后，多数可自然减轻。

(5) 女性多伴有月经不调。

【辨证分型】（参考国家中医药管理局 1994 年发布的《中医病证诊断疗效标准》）

(1) **肺经风热**：丘疹色红，或有痒痛。舌红，苔薄黄，脉浮数。

(2) **湿热蕴结**：皮疹红肿疼痛，或有脓疱，口臭，便秘，尿黄。舌红，苔黄腻，脉滑数。

(3) **痰湿凝结**：皮疹结成囊肿，或有纳呆，便溏。舌淡胖，苔薄，脉滑。

【治疗】

1. **处方一**

取穴：大椎、肺俞、膈俞。

辨证分型：肺经风热者加风门、尺泽；湿热蕴结者加曲池、曲泽、足三里；痰湿凝结者加脾俞、丰隆。

操作：先从穴位四周向穴位处挤压，使局部充血。常规消毒后，用三棱针快速点刺，每穴 3～5 下，见少量出血后立即拔火罐，至停止出血后起罐，再用酒精棉球擦净血迹（图 4-1）。

2. **处方二**

取穴：耳尖、大椎。

辨证分型：肺经风热者加风门、尺泽；湿热蕴结证加曲池、曲泽、足三里；痰湿凝结者加脾俞、丰隆。

操作：常规消毒后，用三棱针或 5 号注射器针头迅速点刺耳尖穴，挤压使其出血 3～5 滴，后用消毒干棉球按压止血。大椎穴用三

▲ 图 4-1　点刺拔罐法

棱针或 5 号注射器针头挑破出血，并用闪火法拔罐，留罐时间为 5 分钟（图 4-2 和图 4-3）。隔日 1 次，10 次为 1 个疗程，双侧耳尖穴交替治疗。

3. **处方三**

取穴：阿是穴、大椎、肺俞。

辨证分型：肺经风热者加风门、尺泽；湿热蕴结者加曲池、曲泽、足三里；痰湿凝结者加脾俞、丰隆。

操作：常规消毒后，用梅花针叩刺，一般以面颊、额等病变部位为主，背部的大椎、肺俞穴周围施以环形叩刺，可在督脉和膀胱经循经取穴施以叩刺。叩刺强度可根据患者的体质、病情和部位而

▲ 图4-2　点刺耳尖穴

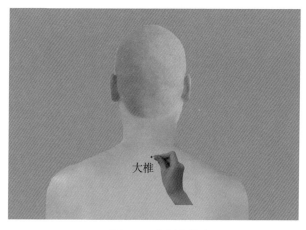

▲ 图4-3　点刺大椎穴

定，可分为轻、中、重三种叩刺法。轻度叩刺，局部皮肤略有潮红，适用于皮肤黏膜敏感部位和耐受力差的患者；中度叩刺，局部皮肤潮红但不渗血，适用于耐受力中等的患者；重度叩刺，局部皮肤明显发红有渗血，适用于实证病情较重的患者。背部穴位在叩刺后配合拔罐 5～10 分钟，疗效较佳（图 4-4）。隔日 1 次，10 次为 1 个疗程。

【临床报道】

所选 50 例患者均为门诊病例，其中男性 18 例，女性 32 例；年龄 16—32 岁；病程最短 3 个月，最长 8 年。

治疗方法：取耳背上角小静脉、大椎、肺俞、脾俞穴。患者取

▲ 图 4-4　叩刺大椎、肺俞穴

坐位，医者先揉捏患者耳背上角 2 分钟，使局部发红发热，常规消毒后，以左手中指抵住耳郭内面，右手持三棱针快速点刺耳背小静脉 1～3 次，挤出血量 1ml，再以干棉球压迫刺点，行常规消毒。然后同样揉捏大椎、肺俞、脾俞穴 2～3 分钟，使之发红发热，常规消毒后，医者左手提捏起穴位皮肤，右手持三棱针快速点刺穴位处皮肤 3～5 次，至有血液渗出，然后在各穴闪火法拔罐。重证者留罐 15 分钟，出血约 3ml；轻证者留罐 10 分钟，出血约 2ml，取罐后以消毒干棉球擦净血迹，行常规消毒。两侧交替使用，大椎穴间隔 1 次。每 3 天治疗 1 次，7 次为 1 个疗程，2 个疗程后观察疗效。

注意事项： 嘱患者禁食辛辣甘腻之品，多吃瓜果蔬菜，局部避免用手挤压，以防炎症扩散而加重病情，避免使用油脂类化妆品，保持有规律的生活，精神愉悦，睡眠充足，大便通畅。

治疗结果： 痊愈，痤疮消失，无新痤疮出现，不留色素沉着，随访 1 年无复发。显效，痤疮基本消失，或消失后偶有新痤疮出现，颜面皮肤色素沉着变浅。有效，痤疮减少，局部感染得以控制，但仍有新痤疮出现，面部疤痕明显。无效，症状无改善。50 例中，痊愈 16 例，显效 23 例，有效 8 例，无效 3 例，总有效率 94%。一般轻证患者治疗 4 次即见效。

典型病例： 患者，男，22 岁，未婚。面部、胸背部痤疮迁延不愈 2 年余，经用抗生素及市售多种治疗痤疮药物，症状无改善。诊见面部有密集之痤疮，有的为米粒大毛囊性丘疹，顶部有脓疱，胸背部可见散在的毛囊性丘疹，有的形成豌豆大之结节，并可见许多结节融合。用上述方法治疗 2 个疗程后，未再出现新的病灶，面部及躯干部痤疮尽愈，随访 2 年无复发。[柳刚 . 刺络放血拔罐治疗痤

疮 50 例 . 上海针灸杂志 , 2004, 23(2):38.]

二、黄褐斑

【概述】

黄褐斑是发生在面部的黄褐色色素沉着斑，多发于女性，与妊娠、内分泌失调、口服避孕药、慢性疾病、日光久晒、精神刺激、消化功能紊乱及某些接触焦油类职业等有关。临床表现为淡褐色或淡黑色斑，形状不规则，对称分布于额、眉、颊、鼻、上唇等颜面皮肤，一般无自觉症状及全身不适。中医学称之为"黧黑斑""肝斑""蝴蝶斑"。

【诊断标准】（参考国家中医药管理局 1994 年发布的《中医病证诊断疗效标准》）

(1) 面部皮损为黑斑，平于皮肤，色如尘垢，淡褐或淡黑，无痒痛。

(2) 常发生在额、眉、颊、鼻背、唇等颜面部。

(3) 多见于女子，起病有慢性过程。

(4) 组织病理学检查显示，表皮中色素过度沉着，真皮中嗜黑素细胞也有较多的色素。可在血管和毛囊周围有少数淋巴细胞浸润。

【辨证分型】（参考国家中医药管理局 1994 年发布的《中医病证诊断疗效标准》）

(1) **气滞血瘀**：颜面呈现浅褐色或深褐色的点状斑，境界清晰，以目周、鼻周多见，急躁易怒，胸胁胀痛。舌苔薄黄，脉弦数。

(2) **湿热内蕴**：颜面呈现浅褐色点状斑，自边缘向中心颜色逐渐加深，前额、口唇、鼻部多见，境界不清，渴不欲饮，苔黄腻，脉滑数。

(3) 阴虚火旺：颜面色斑多见于鼻、额、面颊部，大小不定，境界清楚，五心烦热，心悸失眠，舌红少苔，脉细数。

【治疗】

1. 处方一

取穴：大椎、肺俞、膈俞、肝俞、脾俞、胃俞。

辨证分型：气滞血瘀者加肝俞、膈俞；湿热内蕴者加脾俞、胃俞；阴虚火旺者加肾俞、太溪。

操作：每次选取4～6穴。常规消毒后，用三棱针点刺2～3下，或用皮肤针叩刺至皮肤微微发红，再加拔火罐5～10分钟，将瘀血拔出（图4-5）。除大椎穴外以上穴位均双侧取穴，交替使用，每周2次，10次为1个疗程。

2. 处方二

取穴：阿是穴。

辨证分型：气滞血瘀者加肝俞、膈俞；湿热内蕴者加脾俞、胃俞；阴虚火旺者加肾俞、太溪。

操作：常规消毒后，选择面部黄褐斑密集区，用小三棱针点刺2～3下，再用手挤压出血，直至血的颜色变淡为止，再用消毒干棉球擦净。

【临床报道】

所选29例患者均来自甘肃中医学院医学美容中心，其中年龄最小22岁，最大47岁，平均33岁；病程最短3个月，最长12年，平均4年；已婚25例，未婚4例。其中8例既往有药物及其他治疗史，疗效不显；21例有明确原因（或诱因），如化妆品、日光、妊娠、月经及长期服用避孕药物等。皮损分型：蝶形型11例，面上部型8

大椎

肺俞　　肺俞

膈俞
肝俞 ●
脾俞 ●
胃俞 ●

▲ 图 4-5　点刺拔罐法

例，面下部型 6 例，泛发型 4 例。所有患者治疗前 2 周停用一切与黑色素代谢有关的治疗药物。

根据《黄褐斑临床诊断和疗效判定标准》确诊。①面部有淡褐色至深褐色、界限清楚的斑片，通常呈对称性分布，无炎症表现及鳞屑。②无明显的自觉症状。③女性多发，主要发生在青春期后。④病情可有季节性，常夏重冬轻。⑤排除其他疾病（如颧部褐青色痣、瑞尔黑变病及色素性光化性扁平苔藓等）引起的色素沉着。临床上按皮损发生部位分为 4 型：①蝶形型：皮损主要分布在两侧面颊部，呈蝶形对称性分布。②面上部型：皮损主要分布在前额、颞部、鼻部和颊部。③面下部型：皮损主要分布在颊下部、口周。

④泛发型：皮损泛发在面部大部分区域。

治疗方法：取督脉（大椎穴至长强穴）、足太阳膀胱经第一侧线（大杼穴至膀胱俞）。患者取俯卧位，皮肤常规消毒后，将凡士林均匀涂于所取的经络上，根据患者体形及体质选取适当玻璃火罐，将火罐拔于大椎穴上，双手握住火罐循经自上而下缓缓用力往返推罐，同法再施术于膀胱经，每条经络走罐5～9次（历时约10分钟），至皮肤紫红为度。然后于肝俞穴、膈俞穴（均双侧）常规消毒，用三棱针点刺（2～3下），出血后加拔火罐3～5分钟，出血量1～3ml。隔日治疗1次，10次为1个疗程。

治疗结果：基本治愈，肉眼见色斑面积消退≥90%，颜色基本消退，评分法计算治疗后下降指数≥0.8。显效，肉眼见色斑面积消退60%～90%，颜色明显变淡，评分法计算治疗后下降指数0.5～0.8。好转，肉眼见色斑面积消退30%～60%，颜色变淡，评分法计算治疗后下降指数0.3～0.5。无效，肉眼见色斑面积消退＜30%，颜色无明显变化，评分法计算治疗后下降指数＜0.3。经3个疗程的治疗，基本治愈15例，显效7例，好转5例，无效2例，显效率（基本治愈率＋显效率）为75.8%。

典型病例：董某，女，39岁，干部，2005年4月21日就诊。主诉：5年前无明显诱因，面颊及唇周出现淡褐色斑，并逐渐加重，尤以近2个月明显。曾自做面部按摩、面膜美容及口服中成药治疗后减轻，一段时间后又复发。症见面部无光泽，双颊及颏下部呈片状黄褐斑，边界清楚，伴有月经延期、量少、色暗黑、有瘀块，经前乳房胀痛，舌暗红，其上可见散在的瘀点，少苔，脉沉弦涩。诊断：黄褐斑。采用上述方法治疗1个疗程后，面部斑块色泽明显变浅，面积变小，面色较前红润。治疗2个疗程后，患者大部分色斑消退，尤以双颊部消退明显，但口周色斑仍较重。治疗 3 个疗程后，患者面部色斑面积消退＞ 90%，颜面皮肤红润光泽，基本治愈。继续巩固治疗 1 个疗程，色斑完全消退而告痊愈，伴随症状均消失。随访 1 年未复发。[王萍，李荷英 . 背部走罐配合刺络放血治疗黄褐斑 29 例 . 甘肃中医，2007, 20(10):39.]

三、荨麻疹

【概述】

荨麻疹，又称风疹块，是一种常见的过敏性皮肤病，常由各种过敏性刺激因素引起，也可因肠道寄生虫引起。其临床表现为局限性风疹块样损害，骤然发生并迅速消退，愈后不留任何痕迹，有剧烈瘙痒及烧灼感，也可为慢性过程。分急性与慢性两种类型，急性荨麻疹起病急，慢性者可迁延数月或数年。属中医学"瘾疹""风团""风疹"范畴。

【诊断标准】（参考国家中医药管理局 1994 年发布的《中医病证诊断疗效标准》）

(1) 突然发作，皮损大小不等，形状不一的水肿性斑块，境界清楚。

(2) 皮疹时起时落，剧烈瘙痒，发无定处，退后不留痕迹。

(3) 部分病例可有腹痛腹泻，或有发热、关节痛等表现。严重者可有呼吸困难，甚至引起窒息。

(4) 皮肤划痕试验阳性。

(5) 皮疹经过 3 个月以上不愈或反复间断发作者为慢性荨麻疹。

【辨证分型】（参考国家中医药管理局 1994 年发布的《中医病

证诊断疗效标准》)

(1) **风热犯表**：风团鲜红，灼热剧痒。伴有发热恶寒，咽喉肿痛，遇热则皮疹加重。舌苔薄白或薄黄，脉浮数。

(2) **风寒束表**：皮疹色白，遇风寒加重，得暖则减，口不渴。舌质淡，舌苔白，脉浮紧。

(3) **血虚风燥**：反复发作，迁延日久，午后或夜间加剧。伴心烦易怒，口干，手足心热。舌红少津，脉沉细。

【治疗】

1. **处方一**

取穴：大椎、肺俞（双侧）、膈俞（双侧）。

辨证分型：风热犯表、风寒束表者，加风门、曲池、血海；脾胃湿热者加脾俞、胃俞；血虚风燥者加风市、足三里、血海。

操作：常规消毒后，用三棱针点刺出血，再用闪火法拔火罐，留罐5～10分钟（图4-6）。隔日1次，10次为1个疗程。

2. **处方二**

取穴：阿是穴、背部膀胱经。

操作：局部常规消毒后，用梅花针中度叩刺皮肤严重瘙痒处及背部膀胱经，以皮肤潮红微微渗血为度，再在被叩刺的部位用闪火法拔罐，留罐5～10分钟，起罐后用消毒干棉球擦净血迹（图4-7）。

3. **处方三**

取穴：取耳穴神门、肺、荨麻疹点、肾上腺。

操作：患者端坐，先轻柔耳郭，使其充血，常规消毒后，用三棱针依次点刺上述穴位，每个穴位挤压出血3～5滴，完毕后用消毒干棉球压迫针孔止血（图4-8）。每日1次，10次为1个疗程，每次取单侧耳穴进行治疗，双耳交替使用。

▲ 图 4-6 点刺拔罐法

【临床报道】

　　所选 152 例患者全部为我科门诊病例，其中男性 59 例，女性 93 例，年龄最大者 70 岁，最小者 10 岁；病程最短者 6 个月，最长 5 年。

　　治疗方法：治以滋阴清热，祛风活血止痒。取大椎、肺俞、曲池、血海、三阴交。患者取俯卧位，充分暴露背部，局部常规消毒后，用三棱针在所选穴大椎、肺俞上点刺，然后用真空罐抽血 3～5ml，间隔 3～5 天点刺 1 次；同时针曲池、血海、三阴交。体质虚弱者轻刺激，体质强壮者可重刺激。每次留针 30 分钟，每日 1 次，5 次为 1 个疗程，间隔休息 2 天，再行第 2 个疗程。2 个疗程后判定疗效。

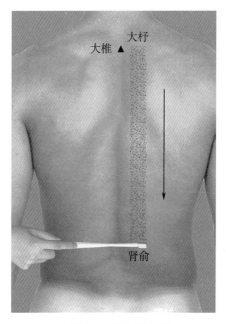

大椎 ▲　大杼

肾俞

▲ 图 4-7　叩刺膀胱经

内服消风止痒汤，可消风清热，活血去湿止痒。基本方为紫草、苦参、蝉蜕、僵蚕、浮萍、白鲜皮、蒺藜、赤芍。风邪较重者加防风、荆芥；湿热较重者加苍术、茵陈、黄连；血瘀较重者加当归、红花。上药文火水煎，每日 1 剂，早晚分服，共服 14 剂。

治疗结果：治愈，皮疹消退，自觉症状消失，停治半年后不再复发；显效，皮疹基本消退，自觉症状明显减轻，停治后偶有复发；好转，皮疹大部分消退，自觉症状减轻，停治后再复发，次数减少；无效，治疗 2 个疗程后症状无改善。本组 152 例中治愈 82 例，占 53.9%；显效 41 例，占 26.9%；好转 21 例，占 13.8%；无效 8 例，总有效率达 94.7%。

荨麻疹点

神门

肾上腺

肺

▲ 图 4-8　耳穴点刺放血

　　典型病例：王某，女，38 岁，2002 年 5 月 7 日初诊。主诉：周身发风疹 2 年，疹块色红紫，痒极难忍，四肢明显，时轻时重。常用抗过敏药、激素类药物治疗，反复发作。查体：全身有大片风疹，色微红，疹出皮面，舌红苔腻，脉弦滑。证属湿热内盛，乃外感风邪，风淫血燥，营卫不和而致，治宜清热凉血，祛风除湿。遂用上法针 10 次，三棱针点刺拔罐 3 次，风疹块基本消失，皮肤无瘙痒。又巩固治疗 1 个疗程，半年后随访未复发。[杨敏，任彬 . 刺络放血为主治顽固性荨麻疹的临床观察 . 针灸临床杂志，2004, 20(10)：36.]

四、银屑病

【概述】

银屑病是一种容易复发的、具有顽固特征性皮损的慢性鳞屑性皮肤病，又称牛皮癣。本病好发于青壮年，男性多于女性，有一定的遗传倾向，大多数冬季发病或加重，夏季减轻，久病患者与季节变化关系不明显，可发于全身各处，但以四肢伸侧，尤其是肘膝部多发，也可见于头皮、腰部、掌、指（趾）甲，黏膜也可受累。属中医学"松皮癣""白疕"范畴。

【诊断标准】（参考国家中医药管理局 1994 年发布的《中医病证诊断疗效标准》）

(1) 皮损初为针尖至扁豆大的炎性红色丘疹，常呈点滴状分布，迅速增大，表面覆盖银白色多层性鳞屑，状如云母。鳞屑剥离后，可见薄膜现象及筛状出血，基底浸润，可有同形反应。陈旧性皮疹可呈钱币状、盘状、地图状等。

(2) 好发于头皮、四肢伸侧，以肘关节面多见，常泛发全身。

(3) 部分患者可见指甲病变，轻者呈点状凹陷，重者甲板增厚，光泽消失。或可见于口腔、阴部黏膜。发于头皮者可见束状毛发。

(4) 起病缓慢，易于复发。有明显季节性，一般冬重夏轻。

(5) 可有家族史。

(6) 组织病理学检查显示，表皮角化过度、角化不全。角层内有中性多形核白细胞堆积，棘层增厚。表皮突呈规则性向下延伸，真皮乳头水肿呈棒状，乳头内血管扩张，血管周围有炎性细胞浸润。

【辨证分型】(参考国家中医药管理局 1994 年发布的《中医病证诊断疗效标准》)

(1) 风热血燥：皮损鲜红，皮疹不断出现，红斑增多，刮去鳞屑可见发亮薄膜，点状出血，有同形反应。伴心烦口渴，大便干，尿黄。舌质红，舌苔黄或腻，脉弦滑或数。

(2) 血虚风燥：皮损色淡，部分消退，鳞屑较多，伴口干，便干。舌质淡红，苔薄白，脉细缓。

(3) 瘀滞肌肤：皮损肥厚浸润，颜色暗红，经久不退。舌质紫暗或见瘀斑、瘀点，脉涩或细缓。

【治疗】

1. 处方一

取穴：患处局部。

辨证分型：血热风燥者加大椎、风门、膈俞、血海；血虚风燥者加足三里、脾俞、血海；瘀滞肌肤者加肝俞、膈俞、血海。

操作：常规消毒后，用梅花针在病灶局部由外向内、由轻到重反复叩刺，直至皮肤微微渗血，皮肤平坦处可配合拔罐 5～10 分钟。每周 2 次，10 次为 1 个疗程。

2. 处方二

取穴：委中、耳背静脉。

辨证分型：血热风燥者加大椎、风门、膈俞、血海；血虚风燥者加足三里、脾俞、血海；瘀滞肌肤者加肝俞、膈俞、血海。

操作：患者取站立位，皮肤常规消毒后，选用三棱针一枚，左手拇指压在被刺部位下端，右手持三棱针对准委中部青紫脉络处与局部皮肤成 60°，斜刺入脉中后迅速将针退出，使瘀血流出。可使用消毒棉球轻轻按压静脉上端，以助瘀血排出。待停止出血后，再用

消毒棉球按压针孔，最后以创可贴保护针孔，以防感染。耳背静脉
用点刺放血法。先找到耳背之青筋（暴露的静脉），消毒后用三棱针
快速点刺，后挤压针孔，放出鲜血数滴，再用消毒干棉球按压止血
（图4-9和图4-10）。注意刺时不要过深，以免伤及软骨。本病的急
性期可隔日治疗1次，慢性期每周治疗2次。

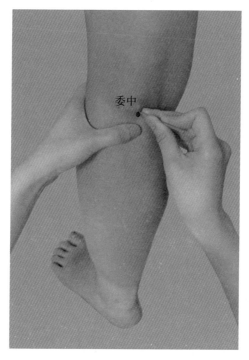

▲ 图4-9　点刺委中穴

3. 处方三

取穴：督脉旁开0.5寸、1.5寸、3寸，共六条线；患处局部。

操作：常规消毒后，叩刺六条线，反复3次，皮损局部重叩出

耳背静脉

▲ 图 4-10 点刺耳背静脉

血为度，再用闪火法拔罐 5～10 分钟（图 4-11）。每周 2 次，10 次为 1 个疗程。

【临床报道】

所选 52 例患者均为门诊病例，其中男性 27 例，女性 25 例；年龄 12—73 岁，平均年龄 39 岁；病程最短者 15 天，最长者 30 天。头部皮损 12 例，四肢及躯干部皮损 16 例，全身皮损 24 例，皮损以点滴状、钱币状和混合状为多见。52 例均为寻常型银屑病，诊断标准以 2002 年卫生部试行《中药新药临床指导原则》为依据。

治疗方法：主穴为肺俞、心俞、肝俞、脾俞、肾俞；配穴为大椎、委中、至阳、神道、身柱、陶道。首先在所选穴位用三棱针点

大椎
▲ 大杼
附分
志室　华佗夹脊穴　肾俞

▲ 图4-11　叩刺督脉旁经线

刺出血，然后用酒精棉球闪火拔罐，急速叩吸，留罐25分钟。主穴每次必取，配穴可交替选用。每次除去火罐后遗留之瘀血斑可外涂凡士林促进其消退。15次为1个疗程，隔日1次，每次12罐。

治疗结果：临床痊愈，皮损全部消退，症状消失，化验指标正常，积分值减少≥95%；显效，皮损大部分消退，症状明显减轻，或化验指标接近正常，积分值减少70%～95%；有效，皮损部分消退，症状有所改善，积分值减少50%～70%；无效，皮损消退不明显，症状未见减轻或反见恶化，积分值减少＜50%。52例中临床治愈26例，治愈率50%；显效17例，显效率为32.69%；有效6例，有效率为11.54%；无效3例，无效率为5.77%，总有效率为

94.23%。[王远红 , 东贵荣 , 姜德友 . 五脏俞刺血拔罐法治疗寻常型银屑病 52 例 . 中医药信息 , 2005, 22(1):18.]

五、扁平疣

【概述】

扁平疣是由人类乳头瘤病毒所致的一种发生于皮肤浅表的良性赘生物，表现为分散分布、质地柔软、顶部光滑、粟粒至绿豆大、淡褐色或高出皮肤表面的扁平状丘疹，多发生于青年人面部或手背，尤以青春期前后女性为多，故也称青年扁平疣。属中医学"扁瘊"范畴。

【诊断标准】（参考国家中医药管理局 1994 年发布的《中医病证诊断疗效标准》）

(1) 皮损处呈米粒至高粱粒大小扁平丘疹，表面光滑，孤立散在，淡黄褐色或正常皮肤色，或微痒。

(2) 多发于暴露部位，如面部、手背。

(3) 有自家接种的特点，可见同形反应。

(4) 好发于青少年。

(5) 组织病理学检查：表皮棘层肥厚，乳头瘤样增生和角化过度，伴角化不全。棘层上部和颗粒层有空泡化细胞，核深染，嗜碱性。

【辨证分型】（参考国家中医药管理局 1994 年发布的《中医病证诊断疗效标准》）

(1) **热毒蕴结**：皮疹淡红，数目较多，伴口干不欲饮，身热，大便不畅，尿黄。舌质红，苔白或腻，脉滑数。

(2) **热蕴络瘀**：病程较长，皮疹黄褐或暗红，可有烦热。舌暗红，苔薄白，脉沉缓。

【治疗】

1. 处方一

取穴：疣的局部。

操作：常规消毒后，先叩打疣周围，以螺旋式叩打，从外向内至疣基底部，宜密刺；若疣数量较多时，要选择最早长出或体积最大者叩刺，不但叩打基底部，疣的顶端亦需叩刺，可刺破出血，这样可破坏疣体血运营养供应，从而使其枯萎脱落。扁平疣体及其基底部重刺激，其他部位中等刺激，后加拔火罐以吸出血，出血量约2ml，起罐后用干棉球擦净血。每周2次，5次为1个疗程。

2. 处方二

取穴：疣的局部。

辨证分型：热毒蕴结者加曲池、大椎；热蕴络瘀者加膈俞、大椎。

操作：选择最早出现的皮疹，俗称"母瘊子"和较大的典型皮疹，常规消毒后，用左手拇、食、中三指夹紧被刺皮疹，右手持三棱针快速点刺皮疹，点刺深度以皮疹高出皮肤表面的两倍为宜，随即迅速退出，轻轻挤压针孔周围，使之少许出血。每周2次，5次为1个疗程。

3. 处方三

取穴：耳背静脉。

操作：选患者耳背上1/3近耳轮处的明显静脉血管1支，揉搓1～2分钟，使其充血，常规消毒后用左手拇、食指将耳背拉平，中指顶于下，右手持三棱针刺破血管，让血自行流出（约10滴），然后用酒精棉球不断擦拭，待血色变淡后用消毒干棉球按压止血（图4-12）。每周2次，双耳交替治疗。

耳背静脉

▲ 图 4-12　点刺耳背静脉

【临床报道】

所选 34 例中男性 16 例，女性 19 例；年龄 8—32 岁，平均 18.4 岁；病程 1 个月至 3 年，平均 87 天；疣体 4～33 个，平均 11 个。

治疗方法：从患者的皮损中选出母疣进行治疗。先将母疣处皮肤常规消毒，再将梅花针针头用酒精灯燃烧消毒，然后用梅花针重叩母疣 5～10 次，使疣体明显充血，并有少量渗血为宜，不必擦掉渗血，待渗血凝结后用创可贴外敷，预防感染。

3 周后复诊，若患者的全部皮损尚未脱落，即可再选一个较大的疣体进行第二次治疗，方法同上。3 周后复诊，疣体仍未全部脱落，若无效，可改用其他疗法。

治疗结果：经 12 次治疗，皮损全部脱落，观察半年，未见复发为痊愈；经 2 次治疗 3 周后皮损无变化为无效。据统计，1 次治愈 26 例，占 73.6%；2 次治愈 6 例，占 17.6%；总治愈率为 91.1%。无效 3 例，占 8.9%。

典型病例：张某，女，13 岁，1994 年 10 月 4 日初诊。主诉半年前发现右侧额部有一疣状赘生物，不痛不痒，逐渐增大，其后又在额部发现数个新的皮损，2 个月后发展到面部。经检查：疣体共 15 个，大者如黄豆，小者如米粒，为扁平隆起的丘疹，表面光滑，质软，界限清楚，呈淡褐色，诊断为青年扁疣。选右额角最大的疣体用上述方法治疗 1 次。8 天后患者自觉皮损微痒，色泽转红，嘱其为良性反应，又过 10 天疣全部干燥脱落，观察 1 年，未见复发。[王瑞恒，张改梅，吴宏东.梅花针叩刺"母疣"治疗青年扁疣 34 例.针灸临床杂志，1996, 12(7):74.]

六、带状疱疹

【概述】

带状疱疹是由水痘 – 带状疱疹病毒引起的急性炎症性皮肤病。其主要特点为簇集水疱，沿一侧周围神经呈群集带状分布，伴有明显神经痛。初次感染表现为水痘，以后病毒可长期潜伏在脊髓后根神经节，免疫功能减弱可诱发水痘 – 带状疱疹病毒可再度活动，生长繁殖，沿周围神经波及皮肤，发生带状疱疹。带状疱疹患者一般可获得对该病毒的终生免疫，但亦有反复多次发作者。属中医学"缠腰火丹""蛇串疮"等范畴。

【诊断标准】（参考国家中医药管理局 1994 年发布的《中医病证诊断疗效标准》）

(1) 皮损多为绿豆大小的水疱，簇集成群，疱壁较紧张，基底色红，常单侧分布，排列成带状。严重者皮损可表现为出血性，或可见坏疽性损害。皮损发于头面部者，病情往往较重。

(2) 皮疹出现前，常先有皮肤刺痛或灼热感，可伴有周身轻度不适、发热。

(3) 自觉疼痛明显，可有难以忍受的剧痛或皮疹消退后遗疼痛。

【辨证分型】（参考国家中医药管理局 1994 年发布的《中医病证诊断疗效标准》）

(1) 肝经郁热：皮损鲜红，疱壁紧张，灼热刺痛，口苦咽干，烦躁易怒，大便干或小便黄。舌质红，舌苔薄黄或黄厚，脉弦滑数。

(2) 脾虚湿蕴：颜色较淡，疱壁松弛，口不渴，食少腹胀，大便时溏，舌质淡，舌苔白或白腻，脉沉缓或滑。

(3) 气滞血瘀：皮疹消退后局部疼痛不止。舌质暗，苔白，脉弦细。

【治疗】

1. 处方一

取穴：阿是穴（皮损局部）。

辨证分型：肝经郁热者加肝俞、行间；脾虚湿蕴者加脾俞、太白；气滞血瘀者加肝俞、膈俞。

操作：疱疹局部皮肤常规消毒后，首先用梅花针叩刺，手法由轻到重，顺序从周围临界皮肤到疱疹集簇处，程度以皮肤出血、疱壁破裂为度。在确认患部皮肤全部叩刺后,立即在叩刺处拔罐,吸出大量的水性分泌物和少量血液。留罐时间为 5~10 分钟。如果患处面积较大,则在第一遍拔罐未能覆盖处进行第二遍拔罐,直至遍及患部,不得遗漏。再用酒精棉球揩净患部皮肤,局部涂上龙胆紫即可。隔日治疗 1 次,5 次为 1 个疗程。

2. 处方二

取穴:阿是穴。

辨证分型:肝经郁热者加肝俞、行间;脾虚湿蕴者加脾俞、太白;气滞血瘀者加肝俞、膈俞。

操作:选取疱疹群间正常皮肤处阿是穴,并注意选择疱疹带两端之穴位。

阿是穴常规消毒后,视患者年龄体质选取适当三棱针点刺若干下,年龄小或有恐惧心理者点刺 1~2 下即可;青壮年无恐惧心理病情较重者可分 3 处选取穴位,即疱疹带两端及中间,每处点刺 2~3 下。后在点刺处选取大小合适的火罐用闪火法拔罐,放血量及留罐时间视患者体质、年龄、病情等情况而定,一般情况下每罐放血约 2ml 即可,留罐时间 5~10 分钟为宜。取罐后用酒精棉球消毒患处。每日或隔日治疗 1 次,10 次为 1 个疗程。疗效突出者 1 周即可痊愈。

3. 处方三

取穴:患侧华佗夹脊穴、疱疹周围。

操作:常规消毒后,用三棱针在疱疹周围及患侧华佗夹脊穴刺络出血,再用闪火法将玻璃罐叩至刺络部位,留罐 5~10 分钟,出血 2~3ml。隔日治疗 1 次,5 次为 1 个疗程。

【临床报道】

本组 63 例，其中男性 40 例，女性 23 例；年龄 30—50 岁 18 例，50 岁以上 45 例；发病 1～7 天 47 例，7 天以上 16 例；发病部位，头部 8 例，胸胁手臂后背 21 例，腰臀部 29 例，下肢会阴部 5 例，全部病例均为疱疹尚未结痂脱落的患者。

治疗方法：①穴位放血，取穴为蛇眼穴（自拟名），手背拇指指间关节弯曲时，处于关节的两个最高骨突处，该穴用三棱针点刺，并向上下左右稍作提插出针，出针后挤出血液及黏液，使该处的血、黏液尽量出尽为宜，一般能挤出三滴左右的血水，当然取该穴应避免刺到手指两侧动静脉神经上，笔者一般双手蛇眼穴均刺，若病情特轻，也可只刺患侧蛇眼穴，上法于患者初来诊治时针 1 次即可。②患处放血，用梅花针叩刺患处，深度以微见出血为宜，叩完即行患处拔罐 15 分钟，拔出血水、黄水为主，且以拔后患处皮色变紫黑为好，该法可根据患处结痂快慢酌情用 3 次左右即可，隔日 1 次。③外用药水，用 $Ca(OH)_2$ 澄清饱和液与 75% 医用酒精 1：1 配制而成。$Ca(OH)_2$ 饱和液制法为：生石灰块放入清水中，取经过化学反应沸腾沉淀后的上清液即是，用该药水外涂患处，每天 10 次左右，直至患处结痂全脱落。

治疗结果：本组 63 例中 3～5 日痊愈者 10 例，6～10 日痊愈者 45 例，11～15 日痊愈者 8 例，治愈率达 100%，全部病例随访 3～6 个月，除 1 例 85 岁患者因就医较迟加之病位在头部，尚遗有轻度患处麻木不适外，其余皆无复发及后遗疼痛发生。

典型病例：患者，女，75 岁，后背及左手臂大面积带状疱疹，在他处治疗时用雄黄与酒外涂，未见好转，继续蔓延，疼痛不止 1 周而来就诊，当即用 75% 酒精棉球将原来的一厚层雄黄液洗去，暴露全部水疱，经采用上述蛇眼穴放血 1 次，患处放血拔罐 4 次，药水外涂患处，12 天后患处痊愈，3 个月后随访无复发及后遗症。[吴桂红 . 放血拔罐为主治疗带状疱疹 63 例 . 针灸临床杂志，2006，22(9):37.]

附：带状疱疹后遗神经痛

【概述】

带状疱疹后遗神经痛是带状疱疹皮损完全消退后，皮损部位遗留的烧灼样刺痛。多发于老年人，可持续数月至数年，缠绵不愈，顽固难除。

【辨证分型】

参考带状疱疹分型。

【治疗】

1. 处方一

取穴：阿是穴（皮肤瘢痕或色素沉着区、神经疼痛分布区）。

操作：局部常规消毒后，用梅花针沿病损皮肤瘢痕或色素沉着区、神经疼痛分布区，用重度刺激法均匀叩击至局部皮肤发红，有轻微出血为度，然后沿叩刺部位拔火罐若干，5 分钟后起罐，再用酒精棉球将血迹擦净。隔日 1 次，5 次为 1 个疗程。

2. 处方二

取穴：阿是穴。

操作：局部常规消毒后，在带状疱疹神经痛部位，先用三棱针点刺出血，再加拔火罐 5～10 分钟，起罐后用酒精棉球擦净血迹。隔日 1 次，5 次为 1 个疗程。

3. 处方三

取穴：阿是穴（原疱疹循行部位及现疼痛区域）。

操作：局部常规消毒后，用梅花针中等力度叩刺，以局部皮肤发红或隐隐出血为度，再用酒精棉球擦净血迹。隔日 1 次，5 次为 1 个疗程。

【临床报道】

所选 37 例患者中男性 17 例，女性 20 例；年龄 22—77 岁，平均（44.35±17.37）岁。病程最短 30 天，最长半年，平均（81.92±29.77）天。

治疗方法：发生于躯干部者，常规消毒后先用梅花针叩刺脊柱两侧督脉、足太阳膀胱经 1～2 遍，每针间距 1cm，由上而下叩打，对异常部位重点刺激 20～30 下，然后对患部及其周围局部刺激，沿神经分布方向叩刺，对疼痛最明显部位重点刺激，采用正刺法，每个刺激部位以 20～40 下为宜。发生于头面及四肢者，根据病位取脊柱两侧经脉相对应的一段或几段，沿经脉循行路线叩刺，再对患部及其周围局部刺激。病损范围内相对应的经穴表面及疼痛最明显处进行重点刺激。采用正刺法，每个刺激部位以每次 20～40 下为宜。隔日 1 次，每次治疗约 20 分钟，5 次为 1 个疗程。

治疗结果：治疗 1 个疗程后，痊愈（临床症状消失）28 例，好转（疼痛减轻）8 例，无效 1 例，总有效率 97.3%。[刘彦平，沈敏娟 . 梅花针治疗带状疱疹后遗神经痛 37 例 . 中国中西医结合外科杂志，2003，9(3):227.]

七、神经性皮炎

【概述】

神经性皮炎，是一种皮肤神经功能失调所致的肥厚性皮肤病，又称慢性单纯性苔藓，以皮肤革化和阵发性剧痒为特征。多见于青年和成年人，儿童一般不发病，夏季多发或季节性不明显。本病属中医学"顽癣""牛皮癣""摄领疮"等范畴。

【诊断标准】（参考国家中医药管理局 1994 年发布的《中医病证诊断疗效标准》）

(1) 皮损如牛项之皮，顽硬且坚，抓之如枯木，瘙痒剧烈。

(2) 好发于颈项部，其次发于眼睑、四肢伸侧及腰背、骶、髋等部位，呈对称分布，或呈线状排列。亦可泛发于全身。

(3) 多见于情志不遂，夜寐欠安之成年人，病程较长。

(4) 组织病理学检查显示，表皮角化过度，棘层肥厚，表皮突延长，可伴有轻度海绵形成。真皮部毛细血管增生，血管周围有淋巴细胞浸润。或可见真皮成纤维细胞增生，呈纤维化。

【辨证分型】（参考国家中医药管理局 1994 年发布的《中医病证诊断疗效标准》）

(1) **肝郁化火**：皮损色红，心烦易怒，失眠多梦，眩晕，心悸，口苦咽干。舌边尖红，脉弦数。

(2) **风湿蕴肤**：皮损呈淡褐色片状，粗糙肥厚，剧痒时作，夜间尤甚。苔薄或白腻，脉濡而缓。

(3) **血虚风燥**：皮损灰白，抓如枯木，肥厚粗糙似牛皮，心悸怔忡，失眠健忘，女子月经不调。舌质淡，脉沉细。

【治疗】

1. 处方一

取穴：患处皮肤。

辨证分型：肝郁化火者加肝俞、胆俞、行间；风湿蕴肤者加脾俞、风门；血虚风燥者加风门、血海。

操作：病灶局部常规消毒后，以梅花针中度叩刺，至皮肤隐隐出血为度，再用闪火法拔罐，留罐5～10分钟，起罐后用消毒棉球擦干血迹。隔日1次，5次为1个疗程。

2. 处方二

取穴：背部膀胱经循行部位反应点，避开皮损左右上下各一，共4穴。

操作：患者俯卧位，选取穴位后，局部常规消毒，左手捏起穴位处皮肤肌肉，右手持小号三棱针，快速刺入皮下，针尾下压，针尖挑起穴位处皮肤，加力挑断所选各穴局部皮肤纤维，操作时可听到"嘣嘣"之声。每周1次，7次为1个疗程。

【临床报道】

全部病例均为门诊患者，其中男性57例，女性41例；年龄12—72岁，平均（38.04±13.44）岁；病程2～16年，平均（4.03±3.42）年。上述病例均诊断明确，除外心脑疾病。应用本法治疗前2周内未接受过皮质类固醇及抗组胺治疗，并能遵医嘱定期治疗、复诊。

治疗方法：①梅花针叩刺，充分暴露患部，常规消毒患部皮肤和针具，术者右手持梅花针均匀、力量适中地由皮损中心划圈向外叩刺，先叩刺至局部潮红，以后渐渐用力叩至皮损处微微渗血为度；术毕取口径适宜的玻璃罐，用止血钳夹住95%酒精棉球点燃，于玻璃罐内迅速闪过后吸拔于患部，留置5～10分钟，起罐并用无菌干棉球将血迹擦拭干净，患部再次常规消毒；接着如持笔状将艾条点燃端对准患处，施以温和灸，先在皮损中心灸，逐步向皮损外围移动，灸至边缘皮肤红润和整个皮损区微出汗，局部皮损痒者可灸至不痒，以患者自觉局部温热但不灼痛为度，一般灸20～30分钟。隔日1次，10次为1个疗程。②穴位注射疗法，取双侧曲池、足三里穴，或双侧委中、阳陵泉穴，以上两组穴位交替使用。用 5 号注射针头，每次抽取复方甘草酸铵注射液 4ml，穴位常规消毒，用 5ml 注射器分别注射至穴中，针刺得气，回吸无回血，每穴缓慢推注 1ml。出针后用无菌干棉球按压针孔。两组穴位交替使用，隔日 1 次，10 次为 1 个疗程。

治疗结果：参照国家中医药管理局颁布的《中医病证诊断疗效标准》判定。痊愈，症状消失，皮损消退或仅留有色素沉着；显效，症状明显减轻，皮损消退 30%～80%；无效，症状减轻不明显，皮损消退在 30% 以下。98 例中，痊愈 59 例，显效 36 例，无效 3 例，总有效率 96.94%。

典型病例：王某，女，38 岁，教师，2006 年 11 月 25 日初诊。患者于 2004 年冬左颈后起皮疹，逐渐扩大，奇痒，影响睡眠，后又发现肘后及左腿弯亦起同样皮疹，且皮肤变厚、粗糙，经皮肤科诊断为"神经性皮炎"，曾口服药物及放射治疗 2 个月，无效。因白细胞减少，故请求针刺治疗。检查：左颈部 5cm×8cm，颌下 4cm×7cm，右肘部 7cm×8cm，左膝外侧 5cm×5cm，边界清楚，皮纹加深，皮肤隆起粗糙的浅褐色圆形病灶。辨证为风客经络，气血失和，治以疏风活络，调和气血。经梅花针叩刺结合穴位注射治疗 2 个疗程后，左膝外侧色素沉着区明显缩小，其他患处全部治愈。[王岩红,靖海波.梅花针叩刺结合穴位注射治疗神经性皮炎 98 例.中医外治杂志 , 2008, 17(4):46.]

八、脂溢性皮炎

【概述】

脂溢性皮炎，好发于皮脂腺分布较多的地方，如头皮、面部、胸部及皱褶部。发生于头皮部位，开始为轻度潮红斑片，上覆灰白色糠状鳞屑，伴轻度瘙痒，皮疹扩展，可见油腻性鳞屑性地图状斑片；严重者伴有渗出、厚痂、臭味，可侵犯整个头部，头发可脱落、稀疏。面部损害多见于鼻翼、鼻唇沟和眉弓，有淡红色斑，覆以油腻性黄色鳞屑，常满面油光。胸部、肩胛部，初为小的红褐色毛囊丘疹伴油腻性鳞屑，以后渐成为中央具有细鳞屑，边缘有暗红色丘疹及较大的油腻性的环状斑片。皱褶部多见于腋窝、乳房下、脐部和腹股沟等，为境界清楚的红斑、屑少、湿润，常伴有糜烂、渗出。多见于30—50岁，尤其是肥胖的中年人。本病慢性经过，易反复发作，常伴为毛囊炎、睑缘炎，面部常与痤疮、酒渣鼻、螨虫皮炎并发。属中医学"白屑风""油风""面游风"等范畴。

【诊断标准】（参考国家中医药管理局1994年发布的《中医病证诊断疗效标准》）

1. 皮损处多为淡红色或黄红色如钱币状斑片，上覆油腻性鳞屑或痂皮。干性皮脂溢出，多见干燥脱屑斑片，自觉瘙痒。

2. 好发于头面、鼻唇沟、耳后、腋窝、上胸部、肩胛部、脐窝及腹股沟等皮脂溢出部位。

3. 多有精神易兴奋，皮脂分泌异常或有偏食习惯。

【辨证分型】（参考国家中医药管理局1994年发布的《中医病

证诊断疗效标准》)

(1) **肺胃热盛**：急性发病。皮损色红，并有渗出、糜烂、结痂、痒剧。伴心烦口渴，大便秘结。舌质红，苔黄，脉滑数。

(2) **脾虚湿困**：发病较缓，皮损淡红或黄，有灰白色鳞屑，伴有便溏。舌质淡红，苔白腻，脉滑。

(3) **血虚风燥**：皮肤干燥，有糠秕状鳞屑，瘙痒，头发干燥无光，常伴有脱发。舌质红，苔薄白，脉弦。

【治疗】

1. 处方一

取穴：阿是穴。

辨证分型：肺胃热盛者加大椎、肺俞、胃俞；脾虚湿困者加脾俞；血虚风燥者加风门、血海。

操作：病变局部常规消毒后，用梅花针叩刺，操作时以病灶中心为起点，按顺时针方向逐渐扩展，直至全部病灶部位叩刺至微微渗血，然后根据皮损的大小，选择大中小不同型号的火罐，紧叩局部，留罐5～10分钟，以每罐拔出血量2～3ml为宜，起罐后用消毒棉球擦净血迹。隔日治疗1次，3次为1个疗程。

2. 处方二

取穴：阿是穴、大椎。

辨证分型：肺胃热盛者加大椎、肺俞、胃俞；脾虚湿困者加脾俞；血虚风燥者加风门、血海。

操作：局部常规消毒后，每穴用三棱针点刺2～3下，然后用闪火法拔罐，待停止出血后即可起罐，再用酒精棉球擦净血迹（图4-13）。隔日治疗1次，3次为1个疗程。

▲ 图 4-13 点刺大椎穴

3. 处方三

取穴：耳尖、耳背静脉。

操作：先按摩双侧耳郭使其充血，常规消毒后，左手固定耳郭，右手持三棱针分别点刺耳尖和耳背静脉出血，再用双手挤压针孔，至血液颜色变淡为止，用消毒干棉球按压止血（图 4-14 和图 4-15）。双耳交替治疗，每周 1 次，4 次为 1 个疗程。

【临床报道】

50 例患者中，男性 28 例，女性 22 例；年龄最小 16 岁，最大 28 岁，平均 38 岁；病程最短 2 个月，最长达 10 年。病变部位均为背部，皮损为大小不等的圆形或椭圆形红斑，表面有油腻性鳞屑，边缘清楚，分布对称，有不同程度的瘙痒。

治疗方法：患者取俯卧位，裸露背部患处，用 75% 酒精消毒患处及周围皮肤，而后用梅花针叩刺患处，使皮肤略红、微微出血即可，术后局部避免着水。每天治疗 1 次，7 天为 1 个疗程，疗程间休

耳尖

▲ 图 4-14　点刺耳尖穴

息 7 天。

治疗结果：显效，皮损消退，瘙痒消失，随访 2 年无复发，计 26 例，占 52.0%；有效，皮损、瘙痒均减轻，随访 2 年无加重，计 24 例，占 48.0%；无效，病情无明显改善，计 0 例。总有效率 100%。本组病例治疗时间最短为 2 个疗程，最长为 6 个疗程。

典型病例：李某，男，39 岁，干部，于 2004 年 1 月 3 日就诊。主诉：背部脂溢性皮炎 10 年，经多方治疗，病情无改善。背部可见多个大小不等的淡红色丘疹，表面有少量鳞屑。予梅花针叩刺治疗，1 个疗程后病情减轻，红色丘疹变小，颜色变淡，经治疗 4 个疗程后红色丘疹消退，随访 2 年无复发。[刘秀艳 . 梅花针叩刺治疗脂溢性

耳背静脉

▲ 图4-15　点刺耳背静脉

皮炎 50 例 . 中国针灸 , 2006, 26(11):777.]

九、湿疹

【概述】

　　湿疹是一种常见的由多种内外因素引起的表皮及真皮浅层的炎症性皮肤病，一般认为与变态反应有一定关系，临床表现具有对称性、渗出性、瘙痒性、多形性和复发性等特点。也是一种过敏性炎症性皮肤病，以皮疹多样性、对称分布、剧烈瘙痒、反复发作、易演变成慢性为特征。可发生于任何年龄，任何部位，任何季节，但常在冬季复发或加剧，有渗出倾向，慢性病程，易反复发作。属中医学"湿疮"范畴。

【诊断标准】（参考国家中医药管理局 1994 年发布的《中医病证诊断疗效标准》）

(1) 急性湿疮：①皮损呈多形性，如潮红、丘疹、水疱、糜烂、渗出、痂皮、脱屑，常数种形态同时存在。②起病急，自觉灼热，剧烈瘙痒。③皮损常对称分布，以头、面、四肢远端、阴囊等处多见，可泛发全身。④可发展成亚急性或慢性湿疮，时轻时重，反复不愈。

(2) 亚急性湿疮：皮损渗出较少，以丘疹、丘疱疹、结痂、鳞屑为主。有轻度糜烂面，颜色较暗红。亦可见轻度浸润，剧烈瘙痒。

(3) 慢性湿疮：多局限于某一部位，境界清楚，有明显的肥厚浸润，表面粗糙，或呈苔藓样变，颜色褐红或褐色，常伴有丘疱疹、痂皮、抓痕。倾向湿润变化，常反复发作，时轻时重，有阵发性瘙痒。

【辨证分型】（参考国家中医药管理局 1994 年发布的《中医病证诊断疗效标准》）

(1) 湿热浸淫：发病急，皮损潮红灼热，瘙痒无休，渗液流汁，伴身热，心烦口渴，大便干，尿短赤。舌质红，苔薄白或黄，脉滑或数。

(2) 脾虚湿蕴：发病较缓，皮损潮红，瘙痒，抓后糜烂渗出，可见鳞屑。伴有纳少，神疲，腹胀便溏。舌质淡胖，苔白或腻，脉弦缓。

(3) 血虚风燥：病久，皮损色暗或色素沉着，剧痒，或皮损粗糙肥厚。伴口干不欲饮，纳差腹胀。舌淡，苔白，脉细弦。

【治疗】

1. 处方一

取穴：湿疹部位。

辨证分型：湿热浸淫者加曲池、阴陵泉；脾虚湿蕴者加脾俞、足三里；血虚风燥者加血海、风市。

操作：常规消毒后，皮损周围用三棱针点刺出血，根据皮损的范围大小点刺 5～10 下，深 1～3 分，后立即用闪火法拔罐，留罐 5～10 分钟。隔日治疗 1 次，5 次为 1 个疗程。

2. 处方二

取穴：阿是穴（湿疹部位）。

操作：湿疹皮损部位常规消毒，右手握住梅花针针柄的后部，使柄的末端贴在手小鱼际部位，将食指伸直压在柄上，其他四指从两侧压住针柄，针头垂直对准叩刺部位，运用腕部弹力均匀地叩刺，以局部潮红或微微渗血为度，后用闪火法拔罐，停止出血后即可起罐，再用酒精棉球擦净。隔日治疗 1 次，5 次为 1 个疗程。

3. 处方三

取穴：阿是穴（湿疹部位）、大椎、肺俞、膈俞、脾俞。

辨证分型：湿热浸淫者加曲池、阴陵泉；脾虚湿蕴者加足三里；血虚风燥者加血海、风市。

操作：常规消毒湿疹皮损部位，用三棱针从皮损中心逐渐向外围迅速点刺数下，至皮损最外边界，以微出血为度。肌肉丰厚处、较平坦部位在点刺后迅速拔上火罐；瘦削、骨骼、关节部位仅施以点刺手法。病变局部操作结束后，嘱患者俯卧位，以三棱针点刺大椎及双侧肺俞、膈俞、脾俞，每穴点刺 2～3 下，以微出血为度，然后用闪火法拔罐，停止出血后即可起罐，再用酒精棉球擦净血迹

（图 4-16）。每周治疗 2 次。

▲ 图 4-16　点刺拔罐法

【临床报道】

选择 2004 年 7 月至 2007 年 5 月来福建中医学院附属人民医院诊断为慢性湿疹患者 65 例，皮损分布为双下肢部位 36 例，足背部 15 例，躯干部位 14 例；皮损面积最小 0.5cm×1cm，最大 8.5cm×10cm；皮损数目最少 1 处，最多达 12 处。随机分为两组，治疗组 31 例，男性 16 例，女性 15 例；年龄 18—75 岁（平均 35 岁）；病程最短 2 个月，最长 13 年（平均 11 个月）。对照组 34 例，男性 17 例，女性 17 例；年龄 19—73 岁（平均 36 岁）；病程最短 3 个月，最长 12 年（平均 1.2 年）。

诊断标准：采用《临床皮肤病学》诊断标准，皮损增厚，浸润棕红色或带灰色，色素沉着，表面粗糙，覆以少许鳞屑，可有不同程度苔藓样变，外周可有暗红色丘疹、丘疱疹；自觉症状瘙痒具局限性，可发于身体任何部位；病程呈慢性。年龄为 18—75 岁，能够随访的患者。

排除标准：2 周内接受过局部或其他皮质类固醇激素治疗或内服抗组胺药物者；慢性湿疹合并重度心、肝、肾、造血系统等严重原发性疾病，或未满规定观察期而中断治疗者；泛发性慢性湿疹患者。

治疗方法：治疗组，先用 2% 碘酒消毒皮损部位，然后用 75% 酒精脱碘，将醋酸泼尼松龙（浙江仙琚制药有限公司生产）注射液涂擦在皮损表面，用七星针叩刺略出血，边叩刺边涂擦，叩刺密度越高，疗效越好，以患者耐受为准。每个皮损区治疗 15 分钟，每 2 周治疗 1 次，共 5 次，3 个月判定疗效。对照组，选用醋酸泼尼松龙（浙江仙琚制药有限公司生产）1ml 加 2% 利多卡因 2ml 局部注射 0.2ml/cm^2。每 2 周 1 次，共 5 次，3 个月后判定疗效。

注意事项：治疗中应忌食辛辣刺激之品，保持心情舒畅，情绪乐观，睡眠充足，避免不良精神刺激，更有利于提高疗效。

观察指标：包括自觉症状和皮损情况，评分标准按 4 级评分法进行。①红斑，鲜红 3 分，红 2 分，暗红 1 分，无 0 分。②丘疹，密集多数 3 分，中等 2 分，少许 1 分，无 0 分。③浸润肥厚度，浸润肥厚明显 3 分，中等 2 分，比正常皮肤稍厚 1 分，无 0 分。④皮肤范围，2 个躯体部位或以上 3 分，1 个躯体部位 2 分，局部小片 1 分，无 0 分。⑤症状，影响工作 3 分；令人烦恼，但不影响工作 2 分；痛痒轻 1 分；无 0 分。

治疗结果：积分下降率 =（治疗前积分值 – 治疗后积分值）/ 治疗前积分值 ×100%，有效率 =（痊愈例数 + 显效例数）/ 治疗总数 ×100%。治愈，积分值减少 ≥ 90%。显效，积分值减少 61%～89%。好转，积分值减少 20%～59%。无效，积分值减少 20%。治疗组总有效率为 87.1%，对照组总有效率为 61.8%。采用卡方检验，两组治愈率及总有效率比较，$P < 0.05$，差异有统计学意义。

不良反应：治疗组患者未发现任何不良反应。对照组 6 例女性患者注射 2 次后出现月经不调，停药后渐恢复正常；有 2 例男性患者分别出现注射部位皮肤萎缩及注射处有色素沉着，半年后自然恢复。

典型病例：患者，女，36 岁，于 2004 年 6 月 9 日来本院门诊就诊。述手背患湿疹 1 年余，初时痒甚，皮肤表面散在丘疱疹，间或有小水疱，曾用过葡萄糖酸钙、曲安奈德益康唑乳膏、氯雷他定片、丁酸氢化可的松乳膏、3% 硼酸溶液、炉甘石洗剂等中西药物，病情有所缓解，但反复发作。现患者手背有铜钱大小皮肤呈红褐色，瘙痒，粗糙肥厚，并有鳞屑。笔者遂采用上法治疗，1 个疗程后，患者症状完全消退，无不适感觉。随访半年无复发。[林万庆，林源，梁栋富 . 梅花针叩刺联合强的松龙外擦治疗慢性湿疹临床观察 . 上海针灸杂志 , 2008, 127(5):28–29.]

十、皮肤瘙痒症

【概述】

皮肤瘙痒症是一种自觉瘙痒而临床上无原发损害的皮肤病，其病因尚不明了，多认为与某些疾病有关，如糖尿病、肝病、肾病等，同时还与一些外界因素刺激有关，如寒冷、温热、化纤织物等。皮肤瘙痒症有泛发性和局限性之分，泛发性皮肤瘙痒症患者最初皮肤瘙痒仅局限于一处，进而逐渐扩展至身体大部或全身，皮肤瘙痒常为阵发性，尤以夜间为重，由于不断搔抓，出现抓痕、血痂、色素沉着及苔藓样变化等继发损害。局限性皮肤瘙痒症发生于身体的某一部位，常见的有肛门瘙痒症、阴囊瘙痒症、女阴瘙痒症、头部瘙痒症等。

【诊断标准】（参考中华人民共和国卫生部 1997 年发布的《中药新药临床研究指导原则》第三辑）

(1) 阵发性皮肤瘙痒，此起彼伏，程度不一。

(2) 无原发损害，皮肤因搔抓而见抓痕、结痂、苔藓样变及色素沉着。

(3) 情绪、饮食及外界刺激可诱发或加重病情。

【辨证分型】

(1) 风热血热：皮肤瘙痒剧烈，遇热更甚，皮肤抓破后有血痂，伴心烦，口干，小便黄，大便干结，舌淡红，苔薄黄，脉浮数。

(2) 湿热蕴结：瘙痒不止，抓破后汁水淋漓，伴口干口苦，胸胁闷胀，小便黄赤，大便秘结，舌红，苔黄腻，脉滑数。

(3) 血虚风燥：皮肤干燥，抓破后血痕累累，伴头晕眼花，失眠多梦，舌红，苔薄，脉细数或弦数。

【治疗】

1. 处方一

取穴：阿是穴（皮肤瘙痒处）。

辨证分型：风热血热者加曲池、风门；湿热蕴结者加阴陵泉；血虚风燥者加血海、风市。

操作：常规消毒瘙痒处皮肤，用梅花针叩刺，手法不轻不重，均匀用力，以叩至皮肤潮红为度，叩刺处可配合拔火罐5～10分钟。

2. 处方二

取穴：耳尖、耳背静脉。

操作：先用手轻轻揉搓使耳郭充血，局部常规消毒后，用三棱针点刺耳尖及（或）耳背静脉明显处出血，再用手挤压出血，待挤出之血颜色变淡时，用消毒干棉球按压针孔止血（图4-17和图4-18）。隔日1次，10次为1个疗程。

▲ 图4-17　点刺耳尖穴

耳背静脉

▲ 图 4-18 点刺耳背静脉

3. 处方三

取穴：大椎、风门、肺俞、膈俞。

辨证分型：风热血热者加曲池；湿热蕴结者加阴陵泉；血虚风燥者加血海、风市。

操作：以上穴位除大椎外均双侧取穴，每次取 3～4 个。局部皮肤常规消毒后，每穴用三棱针点刺 3～5 下，再用闪火法拔罐，留罐 5～10 分钟（图 4-19）。隔日 1 次，10 次为 1 个疗程。

【临床报道】

所选 36 例患者，男性 15 例，女性 21 例；年龄最大 53 岁，年龄最小 21 岁；病程最长 2 年，最短 1 周。

▲ 图4-19　点刺大椎、风门、肺俞、膈俞穴

治疗方法：取百会、风池、曲池、合谷、血海、足三里、三阴交，选1.5寸毫针常规针刺，泻法，得气后留针30分钟，每日1次，10次为1个疗程。再取大椎、风门、肺俞、膈俞，用三棱针点刺后，拔罐使出血，每次2穴，交替使用，隔日1次。

治疗结果：治愈，瘙痒消失，无浮肿，遇风寒无发病，随访2年无复发。显效，肿痒消失，遇风寒复发，随访2年偶发。有效，肿痒有明显减轻，遇风寒加重。无效，肿痒无明显减轻，有逐渐加重趋势。有效病例数36例，治愈33例，占91.7%；显效3例，占8.3%；有效0例，无效0例，总有效率为100%。

典型病例：田某，女，38岁，食堂工人，1999年春节晚彻夜

玩乐未眠，次日清晨 6 点赶去值班，骑车到单位后即出现面目浮肿、瘙痒，转日双手及前臂出现肿痒，后逐渐发展至周身肿痒，但自觉手足心怕凉，每当受寒后，瘙痒加重。2000 年 11 月来我科就诊，施以上法治疗 1 个疗程后，肿痒明显减轻，手足心及身上有汗出，遇风寒天气外出仅见头面和耳郭处红肿、瘙痒。休息 3 日行第 2 个疗程，诸症均消，唯上睑遇风后微肿。至第 3 个疗程后，诸症全消，恢复如常，随访 2 年无复发。[宋嘉欣 . 针刺配合放血疗法治疗皮肤瘙痒症 36 例临床观察 . 光明中医，2006, 21(9):24.]

十一、丹毒

【概述】

丹毒是皮肤及其网状淋巴管的急性炎症，临床表现为起病急，局部出现界限清楚之片状红疹，颜色鲜红，并稍隆起，压之褪色，皮肤表面紧张炽热，迅速向四周蔓延，有烧灼样痛，伴高热畏寒及头痛等。本病好发于颜面和小腿部，其中发于头面者称"抱头火丹"，发于腿胫者称"流火"，游走全身者称"赤游丹"。

【诊断标准】（参考国家中医药管理局 1994 年发布的《中医病证诊断疗效标准》）

(1) 多数发生于下肢，其次为头面部。新生儿丹毒，常为游走性。

(2) 局部红赤灼热，如涂丹之状，肿胀疼痛，红斑边缘微撬起，与正常皮肤有明显分界，红斑上有时可出现水疱、紫斑，偶有化脓或皮肤坏死。病变附近有臖核肿痛。

(3) 开始即有恶寒，发热，头痛，周身不适等症状。

(4) 可有皮肤、黏膜破损或脚癣等病史。

(5) 血白细胞总数及中性粒细胞明显增高。

【辨证分型】（参考国家中医药管理局 1994 年发布的《中医病证诊断疗效标准》）

(1) **风热毒蕴**：发于头面部，恶寒发热，皮肤焮红灼热，肿胀疼痛，甚则发生水疱，眼胞肿胀难睁。舌质红，苔薄黄，脉浮数。

(2) **湿热毒蕴**：发于下肢。除发热等症状外，局部以红赤肿胀，灼热疼痛为主，亦可发生水疱、紫斑，甚至结毒化脓或皮肤坏死。苔黄腻，脉洪数。反复发作，可形成大脚风（象皮腿）。

(3) **胎火蕴毒**：发于新生儿。多见于臀部，局部红肿灼热，可呈游走性，并有壮热烦躁。

【治疗】

1. **处方一**

取穴：阿是穴。

辨证分型：风热毒蕴者加大椎、风门；湿热毒蕴者加大椎、曲池、阴陵泉；胎火蕴毒者加大椎。

操作：局部皮肤常规消毒后，用已消毒的梅花针在患处轻快地雀啄样叩刺，强度以患者能耐受为度，以红肿痒痛较重部位为叩刺重点，叩至患部轻微渗血，然后用闪火法拔罐，待瘀血流尽即可起罐，再用酒精棉球擦净血迹。隔日治疗 1 次，5 次为 1 个疗程。

2. **处方二**

取穴：阿是穴。

操作：先于患处寻找紫暗色充盈怒张的小血脉，或者周围皮下呈现暗紫色皮肤，常规消毒后，用三棱针快速点刺 3～4 下，然后用闪火法拔罐，待瘀血流尽后即可起罐，再用酒精棉球擦净血迹。隔日治疗 1 次，5 次为 1 个疗程。

3. **处方三**

取穴：四缝穴。

操作：嘱患者取正坐位，病在左侧刺左手，病在右侧刺右手，病在中间刺双手。病情较轻时只需点刺中指一穴。局部常规消毒后，用三棱针速刺四缝穴，挤出少量黏液（有时夹有血滴）（图4-20）。隔日1次，点刺4次无效者，改用其他方法治疗。

四缝

四缝

▲ 图4-20 点刺四缝穴

【临床报道】

选择门诊患者104例，随机分为治疗组66例，对照组38例，男48例，女56例；年龄15—72岁；病程3天至6年；急性丹毒36例，亚急性23例，慢性丹毒急性发作45例；发于下肢67例，上肢14例，头颈部6例，躯干17例。两组患者局部均有红肿热痛，均进行体温、血白细胞计数检测。两组年龄、性别、病程、症状等经统计学分析，差异无显著性。具有可比性。

治疗方法：治疗组将皮肤红肿明显处和针具常规消毒，根据患处皮肤厚薄用梅花针适度叩击，直至出血，再根据叩刺面积大小选用不同型号火罐，拔出部分淋巴液和血液，时间 2~3 分钟。对照组局部外擦 3% 碘伏，并用 20% 鱼石脂软膏外敷。两组均静脉滴注青霉素 640 万单位，每天 1 次，7 天为 1 个疗程，满 1 个疗程后症状未消失者继续治疗，一并作为疗效统计对象。

治疗结果：经 7 天治疗后判定疗效。痊愈为体温、血白细胞计数恢复正常，皮损消退，附近淋巴结明显缩小或消退。好转为体温逐渐下降接近正常，患处红肿减轻，局部温度稍高，附近淋巴结压痛减轻。无效为体温及血白细胞计数变化不明显，患处及附近淋巴结肿痛如前。

治疗组有 1 例在第 3 天治疗中局部出现黄豆大水疱，肿痛已减轻而停止梅花针与拔火罐，归入治疗组好转类。另 2 例治疗中见米粒大水疱，改水疱旁治疗而坚持满疗程，水疱 3 天后消失。经统计学分析，两组痊愈率差异有统计学意义（$P < 0.01$）。治疗 1 年后，对两组患者进行随访，治疗组随访 58 例，年内复发 6 例，复发率 10.34%；对照组随访 34 例，年内复发 10 例，复发率 29.41%。[徐士兴 . 中西医结合治疗丹毒 . 中华现代皮肤科学杂志 , 2005, 2(5):393–394.]

十二、白癜风

【概述】

白癜风是一种后天性黑色素脱失性皮肤病，临床表现为大小不等、形态不一的色素脱失斑，数目不定，边缘清楚，有的白斑外围正常皮肤处色素增加，在医学上称为周边色素加涂现象。白斑上的毛发可变白，也可不变。白斑可发生于全身任何部位，但以面部、颈部、手背等暴露部位及外生殖器等皱褶处皮肤多见。多数为限局性，孤立存在，也可呈对称分布，或沿神经呈带状分布，还可以泛发全身，只剩少数正常皮肤。本病好发于各年龄组，但 20 岁前发病占多数。发病原因目前仍不清楚，可能与遗传、自身免疫、黑素细胞自身破坏或神经化学因素等有关。属中医学"白驳风""斑白"范畴。

【诊断标准】（参考国家中医药管理局 1994 年发布的《中医病证诊断疗效标准》）

(1) 皮损颜色变白，或斑或点，形状不一，无痛痒。

(2) 可发生在身体各处，以四肢、头面多见。

(3) 多见于情志内伤青年。

(4) 组织病理学检查显示，表皮明显缺少黑素细胞及黑素颗粒，基底层往往完全缺乏多巴染色阳性的黑素细胞。

【辨证分型】（参考国家中医药管理局 1994 年发布的《中医病证诊断疗效标准》）

(1) 气滞血瘀：皮肤白斑，或有气郁不舒及心烦不安。舌淡或有瘀斑，苔薄白，脉缓。

(2) 肝肾阴虚：白斑，伴倦怠乏力，腰膝酸软，或五心烦热。舌质红，苔少，脉沉细。

【治疗】

1. 处方一

取穴：阿是穴。

辨证分型：气滞血瘀者加肝俞、膈俞；肝肾阴虚者加肾俞、太溪。

操作：常规消毒患处皮肤，用梅花针从患部边缘向中心叩刺，叩刺力度以患者能够耐受为度，叩至皮肤潮红隐隐出血为止，最后用酒精棉球擦净血迹。隔日治疗1次，10次为1个疗程，未愈者间隔3～5日再行第2个疗程，直至痊愈。

2. 处方二

取穴：背腰骶部的督脉和膀胱经。

操作：常规消毒后，用梅花针以中度刺激手法循经叩刺背腰骶部的督脉和膀胱经，以皮肤潮红为度，再用闪火法拔罐，留罐5～10分钟（图4-21）。隔日治疗1次，10次为1个疗程。

【临床报道】

所选72例患者均为广州中医药大学第三附属医院门诊病例。将72例白癜风患者随机分为2组，每组36例。治疗组男性15例，女性21例；年龄最小11岁，最大53岁；病程0.5～12年。外搽中药

▲ 图4-21　叩刺督脉和膀胱经

对照组男性 16 例，女性 20 例；年龄最小 12 岁，最大 52 岁；病程 1~11 年。72 例均为泛发型。

诊断依据： 参照《白癜风与黄褐斑》标准，以下列 5 条临床诊断要点，其中①为必要条件，5 条中有 3 条成立就可以确诊：①后天发生的色素脱失斑或色素减退斑；②皮损界限清楚，且形态不规则；③皮损边缘色素加深；④皮损内毛发可变白或可见毛囊口周围复色现象；⑤ Wood 灯下白斑呈瓷白色。

治疗方法： 治疗组，主穴取肺俞、足三里、曲池；配穴，风湿蕴热型取风门、外关；肝气郁结型取肝俞、阳陵泉；肝肾不足型取三阴交、肾俞；气滞血瘀型取肝俞、膈俞。根据病情，选定穴位后，皮肤常规消毒。用 2% 利多卡因穴位局部麻醉，用 9 号腰穿针（针芯尖磨平），先将针芯向外拔出 3cm，摄取 1~2cm 已消毒的羊肠线从针头斜口植入，左手拇指、食指绷紧进针部位皮肤，右手持针快速刺入穴内，并上下提插，得气后向外拔套管，向内推针芯，将羊肠线植于穴位深处，盖上创可贴固定。并用梅花针以患者能承受的强度及力度叩打病变处，以局部皮肤潮红为度。每 3 天穴位埋线结合梅花针叩打病变处 1 次，治疗时间为 2~4 个月。

对照组，先以 75% 酒精棉球擦净患处，均匀外搽中药过滤液。药物组成：侧柏叶、大黄、蝉蜕、白鲜皮各 90g，补骨脂 60g，清洗干净后加水 500ml，煎开 15 分钟后过滤而成，成人每日 3 次，15 岁以下未成年人每日 2 次，10 次为 1 个疗程，治疗时间不超过 4 个月。发现皮肤过敏者立即停用。

治疗结果： 参照中国中西医结合皮肤性病学会色素性皮肤学组于 1993 年第一届全国学术研讨会及 1994 年组委会讨论并通过的白癜风疗效标准。痊愈，白斑全部消退或缩小，恢复正常肤色。显效，白斑部分消退或缩小，恢复正常肤色面积占皮损面积＞50%。好转，白斑部分消退或缩小，恢复正常肤色面积占皮损面积＞10%。无效，白斑部分无消退或缩小，恢复正常肤色面积占皮损面积＜10%。治疗组总有效率为97.2%，对照组总有效率为72%，采用χ^2检验，两组有显著差异（$P＜0.05$），证明治疗组疗效优于对照组。随访1年半，治疗组显效中有4例复发，对照组显效中有11例复发。

典型病例：张某，女，44岁，皮肤多处出现白斑6年，白斑面积逐渐增大，白斑处不痛不痒，余无异常。曾到处求医无效。检查见胸部、前额、下腹部散在分布白斑9处，白斑面积3.4cm×5cm至4.5cm×7cm不等，周边肤色较深。舌稍淡暗，苔薄白，脉濡滑。用上法治疗3个多月，白斑面积的88%色素沉着接近正常肤色，随访1年半，病情稳定，无复发。[郑卫国 . 穴位埋线结合梅花针叩打治疗白癜风36例 . 甘肃中医学院学报，2004, 21(3):41–42.]

十三、斑秃

【**概述**】

斑秃是一种骤然发生的局限性斑片状脱发性毛发病，其病变处头皮正常，无炎症及自觉症状。本病病程经过缓慢，可自行缓解和复发。若整个头皮毛发全部脱落，称全秃；若全身所有毛发均脱落者，称普秃。该病与免疫力失调、压力突然加大有一定关系。中医学称为"头风"，俗称"鬼剃头"。

【**诊断标准**】（参考中华人民共和国卫生部1997年发布的《中药新药临床研究指导原则》第三辑）

(1) 突然或短期内头发片状脱落，单发或多发，甚至头发全部脱落（全秃）；或眉毛、腋毛、阴毛、胡须及毳毛脱落（普秃）。

(2) 脱毛区皮色正常，无明显炎症反应。

(3) 脱毛区皮肤未见萎缩及瘢痕。

【辨证分型】

(1) **血虚风燥**：头发成片脱落，脱发时间较短，伴有不同程度的痒感，头昏，失眠，舌苔薄白，脉细弱。

(2) **气滞血瘀**：头发成片脱落，起病突然，病程较长或伴有头痛，胸胁疼痛，心烦易怒，舌色暗红或舌有瘀斑，脉沉等。

(3) **肝肾不足**：病程较长，多伴有头晕、失眠、耳鸣、目眩、腰膝酸软，舌淡苔薄，脉细。

(4) **气血两虚**：病程长久，兼见头晕眼花，疲倦乏力，心悸失眠，饮食不振，自汗，舌淡苔白，脉细或脉虚无力。

【治疗】

1. **处方一**

取穴：斑秃局部。

辨证分型：血虚风燥者加血海、风门；气滞血瘀者加肝俞、膈俞；肝肾不足者加肾俞；气血两虚者加足三里、气海。

操作：常规消毒后，用梅花针从脱发区边缘开始，作圆形呈螺旋状向中心区叩刺，弹刺时利用手腕部灵巧弹力，当针尖与皮肤表面垂直接触时立即弹起。手法适中均匀，叩至皮肤发红或出现散在出血点，将血迹擦干净，再用鲜生姜片搽。每 3 天治疗 1 次，10 次为 1 个疗程，疗程间隔 3～5 天。

2. **处方二**

取穴：主穴，斑秃局部；配穴，百会、风池（双侧）。

辨证分型：血虚风燥者加血海、风门；气滞血瘀者加肝俞、膈俞；肝肾不足者加肾俞；气血两虚者加足三里、气海。

操作：局部皮肤常规消毒后，先用七星针从脱发边缘由外周渐至中心用环状重手法密集弹刺，百会、风池亦行弹刺，均至微渗血为度，然后用艾条行局部温灸，每处3～5分钟，行环状灸或雀啄灸，至皮肤红晕为止。当局部已有稀疏新发生长时，改用轻叩法（图4-22）。每日1次，7次为1个疗程，疗程之间休息3～4天。

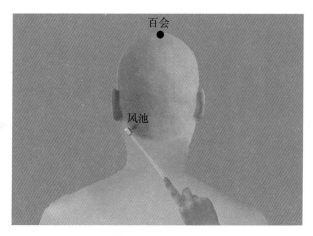

▲ 图4-22　叩刺风池穴

【临床报道】

共纳入病例36例，符合《临床皮肤病学》第三版中斑秃的诊断，36例中，男性22例，女性14例；年龄最大55岁，最小12岁；斑秃块最多5块，最少1块；面积最大3cm×4.5cm，最小1cm×1cm。病程最长是10个月，最短是5天。

治疗方法：将秃发部位充分暴露，脱发区局部常规消毒，将鲜生姜切片，用力搓擦脱发处皮肤 4～5 分钟，使头皮发热，后用梅花针从脱发区四周向中心用环状重手法密集弹刺，至微微渗血为止，然后用艾条（华佗牌）行局部温灸，每处 4～5 分钟，行环状灸或雀啄灸，至皮肤红晕为止。当局部已有稀疏新发生长时，改用轻叩法，每日或隔日 1 次，10 次为 1 个疗程，3 个疗程后判定疗效。

治疗结果：痊愈，经治疗后局部毛发全部生长，颜色正常；显效，所有脱发区生长黑白相间的毛发；有效，部分脱发区生长黑白相间的毛发；无效，治疗前后无变化。经治疗后，痊愈 15 例，占 42%；显效 16 例，占 44%；有效 5 例，占 14%；无效 0 例，总有效率为 100%。[贺奎强，郭言川 . 生姜外擦、梅花针叩刺配合艾条温灸治疗斑秃临床观察 . 黑龙江中医药，2007(6):46.]

第5章 外科疾病

一、急性乳腺炎

【概述】

急性乳腺炎是由细菌感染所致的急性乳房炎症，常在短期内形成脓肿，多由金黄色葡萄球菌或链球菌沿淋巴管入侵所致。多见于产后2～6周的哺乳期妇女，尤其是初产妇。病菌一般从乳头破口或皲裂处侵入，也可直接侵入引起感染。一般来讲，急性乳腺炎病程较短，预后良好，但若治疗不当，也会使病程迁延，甚至可并发全身性化脓性感染。属中医学"乳痈"范畴。

【诊断标准】（参考国家中医药管理局1994年发布的《中医病证诊断疗效标准》）

(1) 初起乳房内有疼痛性肿块，皮肤不红或微红，排乳不畅，可有乳头破裂糜烂。化脓时乳房肿痛加重，肿块变软，有应指感，溃破或切开引流后，肿痛减轻。如脓液流出不畅，肿痛不消，可有"传囊"之变。溃后不收口，渗流乳汁或脓液，可形成乳漏。

(2) 多有恶寒发热，头痛，周身不适等症。

(3) 患侧腋下可有臀核肿大疼痛。

(4) 患者多数为哺乳期妇女，尤以未满月的初产妇多见。

(5) 血白细胞总数及中性粒细胞增高。

【辨证分型】（参考国家中医药管理局 1994 年发布的《中医病证诊断疗效标准》）

(1) **气滞热壅**：乳汁淤积结块，皮色不变或微红，肿胀疼痛，伴有恶寒发热，头痛，周身酸楚，口渴，便秘。苔黄，脉数。

(2) **热毒炽盛**：壮热，乳房肿痛，皮肤焮红灼热，肿块变软，有应指感。或切开排脓后引流不畅，红肿热痛不消，有"传囊"现象。舌质红，苔黄腻，脉洪数。

(3) **正虚毒恋**：溃脓后乳房肿痛虽轻，但疮口脓水不断，脓汁清稀，愈合缓慢或形成乳漏。全身乏力，面色少华，或低热不退，饮食减少。舌质淡，苔薄，脉弱无力。

【治疗】

1. **处方一**

取穴：少泽。

操作：取单侧或双侧少泽穴，在其上下用左手拇食指向针刺处推按，使血液积聚于针刺部位，常规消毒后，左手夹紧少泽穴处，右手持消毒三棱针快速刺入 1～2 分，迅速退出，轻挤针孔周围，使出血 3～5 滴，然后用消毒干棉球按压针孔止血（图 5-1）。

2. **处方二**

取穴：主穴为至阳，配穴为肩井、少泽、大椎。

辨证分型：气滞热壅者加肝俞、期门、太冲；热毒炽盛者加曲池、胃俞。

操作：至阳穴用三棱针点刺放血 5～10 滴，肩井穴用 1.5 寸

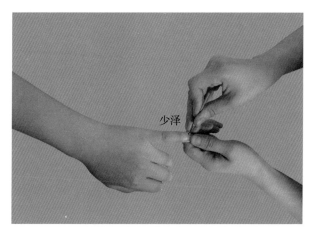

少泽

▲ 图5-1　点刺少泽穴

毫针沿皮刺向肩峰，少泽、大椎均用毫针泻法。乳痈初起，脓尚未成者，只取至阳穴点刺放血，一般13天即可痊愈。病情较重者加刺肩井，排乳不畅者加刺少泽，发热恶寒较甚者加刺大椎（图5-2）。

3. 处方三

取穴：膏肓穴（患侧）、膏肓穴上下两横指处（患侧）。

操作：以患侧膏肓穴为中心，再取其上下各两横指（约1.5寸）处，共三点。根据病变部位选择挑刺点，部位在乳上者，取上中两点；部位在乳中者，取上中下三点；部位在乳下者，取中下两点；双侧病变者取双侧穴位。患者俯坐位，暴露背部，医生根据病变部位选定挑刺点后，常规消毒皮肤，医者左手拇食中三指用力将皮肤提起，右手持三棱针快速刺入皮下约1cm，慢慢摇动针尾数下后拔出。此时可有暗红色瘀血自动流出，医者用双手对挤挑刺点周围皮肤，直至挤出的血液变为鲜红或挤尽鲜血为度，然后在挑刺点贴创

▲ 图 5-2　点刺至阳穴

可贴（图 5-3）。

【临床报道】

15 例均为初产妇，除 1 例原因不明外其余均为乳房受挤压、乳汁积滞而致急性乳腺炎，除局部炎症外均伴有不同程度恶寒发热、四肢酸楚等全身症状。

治疗方法：取患者背部乳头对应点，常规消毒后，持三棱针用散刺法，并加拔火罐放血 2～5ml。兼恶寒发热者，点刺大椎穴并拔罐放血。

治疗结果：局部症状及全身症状全部消失为痊愈，局部炎症及全身症状基本消失、局部留有硬结为有效，治疗后无明显效果为无

1.5 寸
膏肓俞
1.5 寸

▲ 图 5-3　点刺膏肓及旁开点

效。15 例中痊愈 10 例，有效 3 例，无效 2 例，总有效率为 86.7%。
[李英 . 对应点放血拔罐治疗急性乳腺炎 15 例 . 菏泽医专学报 , 2000,
12(3):92.]

二、急性淋巴管炎

【概述】

　　急性淋巴管炎，是指致病菌从破损的皮肤或感染灶蔓延至邻近
淋巴管内，所引起的淋巴管及其周围组织的急性炎症，通常由化脓
性链球菌引起。其临床表现为多发于四肢，浅层淋巴管炎在伤口近

侧出现一条或多条红线，硬而有压痛，伴发热、恶寒、乏力等。属中医学"红丝疗"范畴。

【诊断标准】（参考国家中医药管理局 1994 年发布的《中医病证诊断疗效标准》）

(1) 红丝显露先从手、前臂，或足、小腿部开始，可延伸至肘、腋，或膝、股缝处，同时有臖核肿痛，肿胀疼痛。病变深者，皮肤微红或不见红丝，但可触及条索状肿胀和压痛。

(2) 一般有恶寒，发热，头痛，脉数等症状。

(3) 四肢远端有化脓性病灶或创伤史。

(4) 血白细胞总数及中性粒细胞增高。

【辨证分型】（参考国家中医药管理局 1994 年发布的《中医病证诊断疗效标准》）

(1) 火毒入络：患肢红丝较细，全身症状较轻。

(2) 火毒入营：患肢红丝粗肿明显，迅速向近端蔓延。全身寒战高热，烦躁，头痛，口渴。苔黄腻，脉洪数。

【治疗】

1. 处方一

取穴：红丝走行路径。

适应证型：适用于火毒入络型淋巴炎。

操作：暴露红丝疗，沿红线常规消毒，在红线头部用三棱针点刺 3 下使出血，然后从红线头部向下，每隔 1 寸点刺 1 下至尾部终止，再沿红丝走行路径拔罐，留罐 5 分钟，起罐后擦净血迹。

2. 处方二

取穴：主穴为红肿部位边缘，高热者加十二井穴、大椎。

适应证型：适用于火毒入营型淋巴炎。

操作：局部常规消毒后，用三棱针快速点刺阿是穴 3～5 下，刺入深度 2～3mm，然后用闪火法拔罐，待罐内出血停止即可起罐，再用酒精棉球擦净血迹。大椎穴用三棱针点刺出血后，加拔火罐 5 分钟；十二井穴每次选取 1～2 个穴位，使每穴挤压出血 3～5 滴即可（图 5-4 至图 5-6）。

▲ 图 5-4　点刺大椎穴

3. 处方三

取穴：红丝疔头部、尾部。

操作：常规消毒后，用三棱针从红丝疔的两端点刺出血，在红丝疔的远心端点刺处放置独头蒜片（约 5mm 厚），蒜片上用艾灸，灸后不久即可见红丝渐渐向近心端回缩，待红丝不再回缩即停止治疗，如不愈者，次日可用上法再灸，一般 2～3 次即愈。

【临床报道】

本组 18 例患者均为门诊病例，其中男性 7 例，女性 11 例；年

▲ 图 5-5 点刺上肢部井穴

▲ 图5-6 点刺下肢部井穴

龄最小 10 岁，最大 62 岁；病程最短为发病当天，最长 6 天；上肢发病 5 例，下肢发病 13 例；曾用抗生素治疗者 16 例，未经治疗者 2 例。临床可见病变部位有一条或数条红线向肢体近端延伸，硬而有压痛；深层淋巴管炎不出现红线，但患肢出现肿胀、压痛，局部所属淋巴结肿大疼痛；伴不同程度的全身症状，如寒战、发热、乏力、全身不适等。查体常可见患肢有损伤或手足癣继发感染。

*治疗方法：*主穴取局部阿是穴（红肿部位边缘）、合谷、太冲，

高热者加十二井穴、大椎，局部红肿热痛且红丝明显者，加用砭镰
法。常规消毒后，采用长 40mm 的毫针，红肿部位边缘用围刺法，
即与红肿皮肤表面成 15° 刺入，沿皮向中心平刺 15mm，行捻转泻法；
双侧合谷、太冲直刺 20mm，行捻转泻法；十二井穴用三棱针点刺
出血，出血量 3～5ml；大椎向上斜刺 20mm，行提插捻转泻法。针
刺以局部出现明显的酸麻胀痛感为度，每 10 分钟行针 1 次，留针 30
分钟，每日治疗 1 次。

红丝明显者采用砭镰法，用三棱针在红丝尽端（即颜色变浅处）
浅刺皮肤，将其挑断，或沿红丝所行部位，寸寸挑断。具体方法为
采用拇指同身寸法，每隔 1 寸，左手夹起施术部位的两侧，右手持
针迅速刺入约 0.3cm 挑断红丝，并用拇指和食指挤压针孔周围皮肤
令其出血，出血量 3～5ml。

治疗结果：局部红肿消退、结痂，皮肤温度正常，脓性分泌物
消失，无压痛，体温恢复正常，淋巴结恢复正常大小，血常规正常，
为治愈。针刺 2 次治愈者 5 例，3 次者 9 例，4 次者 3 例，5 次者 1 例。
治愈率为 100%。

典型病例：患者，女，36 岁，教师，于 2006 年 7 月 26 日就诊。
患者晨起因左足癣起疱奇痒而用针挑破以止痒，下午出现发热，左
下肢疼痛，活动不便，左足局部红肿疼痛，急来我科就诊。刻下症
见全身酸软无力，饮食不佳，面色发红，舌红，苔薄黄，脉滑数。查
体：体温 38.5℃，左足面第 2、3 趾间红肿，从第 2 趾至小腿内侧皮肤
有红线 1 条，由粗逐渐变细，腹股沟处隐约可见，触之发热、疼痛，
患肢腘窝、腹股沟淋巴结肿大。急查血常规示，白细胞 $15 \times 10^9/L$，
中性粒细胞 $10.5 \times 10^9/L$。中医诊断：红丝疗。西医诊断：急性淋
巴管炎。遂用上述方法进行治疗，治疗 1 次后，红丝向远心端回缩

6cm，当晚体温恢复正常，疼痛缓解。连续治疗 4 次，临床症状缓解，体征消失，患肢可自由活动，淋巴结未触及，血常规正常。[石剑峰 . 针刺治疗红丝疔 18 例 . 中国针灸，2008, 28(7):549.]

三、流行性腮腺炎

【概述】

流行性腮腺炎，简称流腮，俗称猪头疯，春季常见，也是儿童和青少年中常见的呼吸道传染病，亦可见于成人。其是由腮腺炎病毒侵犯腮腺引起的急性呼吸系统传染病，并可侵犯各种腺组织或神经系统及肝、肾、心脏、关节等器官，患者是传染源，飞沫吸入是主要传播途径，接触患者后 2～3 周发病。腮腺炎主要表现为一侧或两侧耳垂下肿大，肿大的腮腺常呈半球形，以耳垂为中心，边缘不清，表面发热有疼痛，张口或咀嚼时局部感到疼痛。属中医学"痄腮"范畴。

【诊断标准】（参考国家中医药管理局 1994 年发布的《中医病证诊断疗效标准》）

(1) 起病时可有发热，1～2 天后可见以耳垂为中心的漫肿，边缘不清，皮色不红，压之有痛感及弹性感，通常先见于一侧，然后见于另一侧。

(2) 腮腺管口或可见红肿，腮腺肿胀持续 4～5 天开始消退，整个病程 1～2 周。

(3) 病前有痄腮接触史。

(4) 血白细胞总数可正常，或稍有增高和降低，淋巴细胞可相对增加。

(5) 并发脑膜炎或脑炎者，脑脊液压力增高，细胞数增加，以淋巴细胞为主，氯化物、糖正常，蛋白轻度增高。

(6) 尿淀粉酶和血淀粉酶可增高。

【辨证分型】（参考国家中医药管理局 1994 年发布的《中医病证诊断疗效标准》）

(1) 温毒袭表：发热轻，一侧或两侧耳下腮部肿大，压之疼痛有弹性感。舌尖红，苔薄白，脉浮数。

(2) 热毒蕴结：壮热，头痛，烦躁，腮部漫肿，疼痛拒按。舌红苔黄，脉数有力。

(3) 毒陷心肝：腮部肿胀，高热不退，嗜睡，颈强，呕吐，甚则昏迷，抽风。舌质红绛，苔黄糙，脉洪数。

(4) 邪窜肝经：腮部肿胀，发热，男性睾丸肿痛，女性少腹痛。舌质偏红，苔黄，脉弦数。

【治疗】

1. 处方一

取穴：阿是穴（腮腺肿大处）、耳尖、耳穴腮腺处。

操作：常规消毒后，用三棱针点刺腮腺肿点，使脓血流净，耳尖点刺后挤出血液 1ml，耳穴腮腺区点刺后挤出血液 2～3 滴（图 5-7 和图 5-8）。隔日 1 次，中病即止。

2. 处方二

取穴：角孙、耳尖、少商。

辨证分型：温毒袭表者加大椎、风门、曲池；热毒蕴结者加大椎、曲池、委中；毒陷心肝者加心俞、肝俞；发热者加曲池；并发睾丸炎者加曲泉、三阴交、太冲。

操作：局部常规消毒，主穴用三棱针点刺法，使每穴出血 3～5

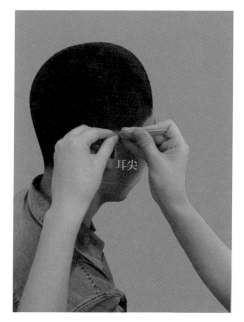

耳尖

▲ 图5-7 点刺耳尖穴

滴，配穴用毫针泻法。一般取病变部位同侧的穴位放血，如病变部位为双侧，则两侧同时放血治疗（图5-7至图5-10）。

3. **处方三**

取穴：耳背静脉。

操作：轻揉患侧耳郭使其充血，局部常规消毒后用三棱针点刺怒张最明显的静脉2～3下，然后挤压出血，待血色变淡时，用消毒干棉球按压止血（图5-11）。

【临床报道】

本组病例均为门诊患者，168例中，男性98例，女性70例；年龄最小者4岁，最大者24岁，以5—9岁小儿为多；单侧发病者88

▲ 图 5-8　点刺腮腺点

▲ 图 5-9　点刺角孙穴

少商

▲ 图5-10　点刺少商穴

例，双侧发病者 80 例；体温均有上升，一般在 38～39℃；病程最短者 7 小时，病程最长者 10 天。

　　治疗方法：取双侧耳穴施灸点（肾与小肠连线中点），常规消毒后，将火柴点燃后马上吹灭，迅速对准施灸点按灸 5～10 秒；然后取双侧耳尖、商阳、关冲穴，每次取 2～4 穴用三棱针点刺，挤压出血 2～3 滴。隔日 1 次，3 次为 1 个疗程。

　　治疗结果：痊愈，临床症状（腮腺肿胀、疼痛，发热等）全部消失；显效，临床症状明显改善；无效，临床症状改善不明显。1 个疗程治疗 168 例患者中，痊愈 160 例，显效 8 例，分别占 95.24%、4.76%，总有效率 100%。[刘宝林，王秀芹，李丽 . 火柴灸结合放血

耳背静脉

▲ 图 5-11 点刺耳背静脉

疗法治疗流行性腮腺炎 168 例疗效观察 . 针灸临床杂志 , 2002, 18 (8):54.]

四、血栓闭塞性脉管炎

【概述】

血栓闭塞性脉管炎，是指发生于中小动脉（同时累及静脉及神经）的慢性进行性节段性炎症性血管损害，病变累及血管全层，导致管腔狭窄、闭塞，又称伯格氏病。多发生于青壮年男性，多有重度嗜烟史。典型的临床表现为间歇性跛行、休息痛及游走性血栓性静脉炎。该病主要侵犯肢体，尤其是下肢的中、小动脉及其伴行的静脉和皮肤浅静脉，受累血管呈现血管壁全层的非化脓性炎症，管腔内有血栓形成，管腔呈现进行性狭窄以至完全闭塞，引起肢体缺血而产生疼痛，严重者肢端可发生不易愈合的溃疡及坏疽，病因至今尚不清楚。中医称之为"脱疽""脱骨疽"等。

【诊断标准】（参考国家中医药管理局 1994 年发布的《中医病证诊断疗效标准》）

(1) 多发于下肢一侧或两侧，患者可有受冷冻、潮湿、长期大量吸烟、外伤等病史。

(2) 初起趾、指冷痛，小腿酸麻胀痛，行走多时加重，休息时减轻，呈间歇性跛行，趺阳脉减弱，小腿可有游走性青蛇毒（静脉炎）。继之疼痛呈持续性，肢端皮肤发凉，下垂时则皮肤暗红、青紫，皮肤干燥，毫毛脱落，趾甲变形增厚，肌肉萎缩，趺阳脉消失。进而发生干性坏死，疼痛剧烈，彻夜不眠，抱膝而坐。溃烂染毒时，出现湿性坏死，肢端红肿热痛，全身发热。

(3) 患者大多为 20—40 岁男性。

(4) 超声多普勒、血流图、甲皱微循环、动脉造影、胸部 X 线、血脂血糖等检查，除帮助诊断外，尚可了解血管闭塞部位及程度。

【辨证分型】（参考国家中医药管理局 1994 年发布的《中医病证诊断疗效标准》）

(1) 寒湿阻络：患趾（指）喜暖怕冷，肤色苍白冰凉，麻木疼痛，遇冷痛剧，步履不利，多走则疼痛加剧，小腿酸胀，稍歇则痛缓（间歇性跛行）。舌苔白腻，脉沉细，趺阳脉减弱或消失。

(2) 血脉瘀阻：患趾（指）酸胀疼痛加重，步履沉重乏力，活动艰难，患趾(指)肤色由苍白转为暗红，下垂时更甚，抬高则见苍白。

小腿可有游走性红斑、结节或硬索，疼痛持续加重，彻夜不能入寐。舌质暗红或有瘀斑，苔白，脉弦或涩。跗阳脉消失。

(3) 热毒伤阴：皮肤干燥，毫毛脱落，趾（指）甲增厚变形，肌肉萎缩，趾（指）多呈干性坏疽。舌红，苔黄，脉弦细数。

(4) 湿热毒盛：患肢剧痛，日轻夜重，喜凉怕热，局部皮色紫暗肿胀，渐变紫黑，浸润蔓延，溃破腐烂，臭秽，创面肉色不鲜，甚则五趾相传，波及足背，或伴有发热等症。舌红，苔黄腻，脉弦数。

(5) 气血两虚：面容憔悴，萎黄消瘦，神情倦怠。坏死组织脱落后疮面久不愈合，肉芽暗红或淡红而不鲜。舌质淡胖，脉细无力。

【治疗】

1. 处方一

取穴：气端、阿是穴。

辨证分型：寒湿阻络者加命门、阴陵泉；血脉瘀阻者加血海、膈俞；湿热毒盛者加阴陵泉、曲池、脾俞。

操作：气端乃治疗本病之经验穴，位于两足十趾尖端，距趾甲 1 分处，共 10 穴。常规消毒后以三棱针快速点刺穴位（每次 3～4 个穴），挤出血液数滴后用消毒干棉球按压止血。阿是穴刺法，用三棱针常规消毒后以散刺法速刺不留针。刺足趾深 1 分左右；刺下肢时则视其肌肉丰满程度而定，0.3～1 寸。若有紫黑色血液外流，务使瘀血流尽，再用酒精棉球擦净污血（图 5-12）。

2. 处方二

取穴：阿是穴（患肢局部静脉血管较明显处）、委中。

辨证分型：寒湿阻络者加命门、阴陵泉；血脉瘀阻者加血海、膈俞；湿热毒盛者加阴陵泉、曲池、脾俞。

气端

▲ 图 5-12　点刺气端穴

操作：阿是穴每次取 2～3 处，局部常规消毒后，用三棱针刺入患肢局部较明显的小静脉，使其自然出血，能拔火罐的部位待自然出血停止后再拔罐。嘱患者手扶桌案，足跟着地，用力挺直膝关节，使血络显露。对准委中部瘀血明显的静脉迅速刺入 1～2 分，随即迅速退出。待血色由黑紫转为鲜红时，用消毒干棉球按压止血（图5-13）。每周治疗 2 次，5 次为 1 个疗程。

【临床报道】

14 例患者中，男性 5 例，女性 9 例；年龄都在 40 岁以上，其中 40—50 岁 4 例，50—60 岁 6 例，60—70 岁 4 例；双下肢均患病 4 例，单侧下肢 10 例，所有病例均发生在膝以下；硬结黑斑 2 处者 4 例，3 处者 4 例，4 处以上者 6 例。

治疗方法：①刺络拔罐，先在黑斑硬结处常规皮肤消毒，干棉球擦干后，用梅花针重力叩刺，黑斑较硬处用三棱针点刺，以皮下可见密度均匀的出血点为宜，然后加拔火罐（某些部位火罐难以吸

▲ 图 5-13 点刺委中穴

附时，可改用青霉素注射液空瓶去底磨光，采用注射针管抽吸瓶内空气法完成），留罐 10 分钟，取罐后用干棉球擦净血水，再用碘伏消毒，施以适当按摩 3～5 分钟。每隔 2 天重复 1 次，约 1 个月以后，间隔时间逐步延长，最长时间达 7～8 天。②中药，自拟通脉祛瘀汤，药用桃仁、红花、赤芍、川芎、当归、生地黄、川牛膝、虎杖、苦参、木瓜、生甘草各 10g。每日 1 剂，每次煎服 200ml，日服 2 次，晚间睡前将药渣煎水熏洗。治疗 3 个月统计疗效。

治疗结果：痊愈，黑斑硬结块变软消失，疼痛肿胀全无，皮肤恢复如常，行走便利。显效，黑斑颜色渐褪，硬块变软或部分变软，疼痛减轻或消失，肿胀全无，能正常行走。无效，黑斑硬块仍有，疼痛肿胀时发，行走不便。14例中，痊愈7例，占50%；显效5例，占35.7%；无效2例，占14.3%；总有效率85.7%。[王兆海.刺络拔罐为主治疗闭塞性周围血管疾病14例.上海针灸杂志, 2003, 22 (8):35.]

五、股外侧皮神经炎

【概述】

股外侧皮神经炎，又名感觉异常性股痛，是由于股外侧皮神经受损引起的大腿外侧皮肤感觉异常及疼痛的综合征。该病以中年男性为多见，属中医学"皮痹"范畴。

【诊断标准】（参考2003年郑州大学出版社出版的《疼痛诊断治疗手册》）

(1) 多为单侧发病，起病可急可缓，病程长久而缓慢，主要症状有大腿前外侧持续性蚁行及麻木、僵硬、刺痒、烧灼或压迫感等。

(2) 疼痛可有可无，可轻可重，轻者阵发，重者疼痛呈持续性，长期行走或劳累后该区呈现明显的刺痒或烧灼样疼痛。部分患者休息后多能很快缓解。

(3) 在髂前上棘内侧或其下方触及条索状物，压痛明显且向大腿外侧放射。

(4) 皮肤感觉障碍，包括触痛及温觉迟钝或感觉过敏等。

(5) 为进一步查明原因，应根据具体情况拍照腰椎及骨盆X线。

【辨证分型】

(1) 气血虚弱：主要表现为肌肤麻木不仁，活动后加重，休息后可暂缓解，局部皮肤发凉，喜温近暖，时有蚁走感或刺痛感。舌淡苔白，脉细无力。

(2) **瘀血阻滞**：主要表现为肌肤麻木不仁，多继发于有外力压挤的部位，痛处不移，入夜尤甚。严重时针之不觉痛，掐之不知痒。舌红有瘀点、瘀斑，脉滞涩。

(3) **痰湿阻滞**：主要表现为肌肤麻木不仁，伴有邻近关节疼痛，手足沉重。以手击之可暂缓疼痛。舌红苔白腻，脉濡缓。

【治疗】

1. **处方一**

取穴：阿是穴（股外侧皮神经分布区）。

辨证分型：气血虚弱者加脾俞、足三里；瘀血阻滞者加膈俞、血海；痰湿阻滞者加丰隆、阴陵泉、脾俞。

操作：患者侧卧位，暴露患部皮肤，确定感觉异常的部位，常规消毒后，用梅花针按经脉循行方向由上而下在病变区域叩刺 5～8 遍，轻者以皮肤潮红为度，重者以局部出血为度。叩刺完后，可在病灶区拔罐 5～10 分钟，起罐后用消毒棉球擦净血迹。隔日 1 次，直至治愈，如局部发凉者可加艾灸。

2. **处方二**

取穴：$L_{1～5}$ 夹脊穴、阿是穴。

操作：常规消毒后，先在双侧 $L_{1～5}$ 夹脊穴处用梅花针均匀地自上而下反复密集叩刺 3～4 次，然后再叩刺大腿前外侧感觉异常区，中度手法，速度均匀、轻巧，以患处皮肤潮红或呈散在性出血为度。然后取艾条 2 根点燃，在表皮颜色最深或瘀血斑处施灸 15～20 分钟（图 5-14）。隔日 1 次，5 次为 1 个疗程，未痊愈者休息 3 天，继续下一个疗程。

$L_{1\sim5}$ 夹脊穴

▲ 图 5-14　叩刺腰夹脊穴

【临床报道】

治疗组 30 例中，男性 19 例，女性 11 例；年龄 42—67 岁，平均 51 岁；病程最短 2 个月，最长 5 个月。其中右侧 19 例，左侧 11 例；面积最大 9cm×12cm，最小为 5cm×7cm。对照组一般状况基本同治疗组。

治疗方法：治疗组，先在双侧 $L_{1\sim5}$ 夹脊穴处用梅花针均匀地自上而下反复密集叩刺 3～4 次，然后再叩刺大腿前外侧感觉异常区，中等强度手法，速度均匀、轻巧，刺后使患处皮肤潮红或呈散在性出血为度。然后取艾条 2 根点燃，在表皮颜色最深或瘀血斑处施灸 15～20 分钟。隔日 1 次，5 次为 1 个疗程，未痊愈者休息 3 天，继续下一个疗程。对照组，按常规治疗用药，给予口服三维 B 片（维生素 B，本品可补充 B 族维生素，用于维生素 B_1、维生素 B_2、维生素 B_6 等缺乏症，以及营养不良、糙皮病、食欲不振等。口服每次 2～4 片，每日 3 次）等药物治疗。

治疗结果：痊愈，症状和体征完全消失，活动如常人；显效，症状和体征明显改善，活动基本正常；有效，症状和体征较治疗前有所改善。治疗结果见表 5-1，两组疗效经统计学处理，有极显著差异。

表 5-1 治疗组与对照组疗效比较 [例（%）]

分 组	例 数	痊 愈	显 效	有 效
治疗组	30	22（73）	5（17）	3（10）
对照组	33	10（30）	9（27）	14（42）

典型病例：患者，男，45 岁。自诉右大腿外侧至膝关节上方麻木，经常似蚂蚁爬行，伴有烧灼感，时有刺痛，痛觉亦差，天气寒冷时则皮肤温度偏低，冬春为甚。查体见右大腿外侧至膝部12cm×90cm 皮肤感觉消失。先用梅花针弹叩患处，再沿足三阳经循行路线叩刺，每条经脉叩 3 遍，然后施以艾灸。经过 15 次梅花针加艾灸的结合治疗，皮肤感觉恢复正常。[客蕊，丛扬，关丽梅 . 梅花针加艾灸治疗股外侧皮神经炎 30 例 . 针灸临床杂志，2005, 21(10):27.]

六、下肢静脉曲张

【概述】

下肢静脉曲张，是指下肢表浅静脉的曲张交错结聚成团块状的病变。常见于小腿，表现为静脉明显扩张，隆起弯曲，状如蚯蚓聚结，表面呈青蓝色，质地柔软或因发炎后变成硬结。患者常感下肢沉重、紧张，容易疲倦，小腿有隐痛，踝部和足部往往有水肿表现，站立或午后加重；或患肢抬高则曲张可立刻减轻。晚期常可并发下肢慢性溃疡、慢性湿疹、曲张结节破裂或血栓性静脉炎。属中医学"筋瘤"范畴。可由过度劳累，耗伤气血，中气下陷，筋脉松弛薄弱，或经久站立工作，经常负重及妊娠等因素引起，致使筋脉扩张充盈、交错盘曲而成；或因劳累之后，血脉充盈，再涉水淋雨，寒湿侵袭。

【诊断标准】

患肢发胀，沉重感，易乏力疲劳。小腿静脉隆起弯曲，甚或成团块，足踝轻度水肿，小腿下部、踝部皮肤萎缩，色素沉着，可有慢性溃疡。了解下肢浅静脉、交通静脉及深静脉的瓣膜功能及回流是否通畅，尚需进行以下检查。

(1) **大隐静脉瓣膜功能试验**：患者平卧，患肢抬高，使静脉血排空，在大腿根部扎止血带以压迫大隐静脉。然后让患者站立，即刻放松止血带，若大隐静脉自上向下迅速充盈，表示大隐静脉瓣膜功能不全。若患者站立后不放松止血带，在30秒内出现静脉充盈，表示有交通静脉瓣膜关闭不全。同样原理，也可在腘窝上扎止血带，以检查小隐静脉瓣膜的功能。

(2) **深静脉通畅试验**：患者站立，患肢大腿根部扎止血带，先从足前端开始向上缠第一条弹力绷带至腘窝，再从止血带下方向下缠第二条弹力绷带，让患者站立，一边向下解开第一条绷带，一边向下缠第二条绷带，如果在两条绷带之间出现曲张静脉，表明该处有功能不全的交通静脉。

(3) **交通静脉瓣膜功能试验**：抬高患肢，在大腿根部扎止血带，从足趾向腘窝缚缠第一根弹力绷带，再自止血带向下缚缠第二根弹力绷带。让患者站立，一边向下解开第一条弹力绷带，一边向下继续缠第二根弹力绷带。若在二根绷带之间的间隙内出现曲张静脉，则表示交通静脉功能不全。

(4) 多普勒超声检查：为无创性检查，可以确定大小隐静脉及深静脉的瓣膜功能及通畅程度，并可了解功能不全的交通静脉的位置。

(5) 其他：一般单纯性下肢静脉曲张无须做静脉造影，若疑有深静脉及交通静脉病变，可做上行或下行静脉造影。

【治疗】

取穴：阿是穴。

操作：在患肢找 1～2 处隆起怒张之静脉，常规消毒后用三棱针对准静脉曲张部位，点刺放血，速刺疾出，即有紫黑色的血液顺针流出，可用棉球轻轻压迫针孔周围血管，以防局部皮下瘀血，待血尽或颜色变红后用消毒干棉球按压针孔。

七、痔疮

【概述】

痔疮是一种常见的肛门疾病，指直肠末端黏膜下和肛管皮下的静脉丛，因各种原因发生扩大曲张而形成的柔软静脉团，或因肛管皮下血栓形成及其因炎症刺激所增生的结缔组织而成。男女均可发生，多见于成年人。痔疮多见于青年、壮年，与久坐、过劳、嗜酒辛辣、久痢、长期便秘、妊娠等有关。根据部位不同，又可分为内痔、外痔、混合痔三种，其中内痔最多见。

【诊断标准】（参考国家中医药管理局 1994 年发布的《中医病证诊断疗效标准》）

1. 内痔

(1) 便血，色鲜红，或无症状。肛门镜检查：齿线上方黏膜隆起，表面色淡红。多见于 I 期内痔。

(2) 便血，色鲜红，伴有肿物脱出肛外，便后可自行复位。肛门镜检查：齿线上方黏膜隆起，表面色暗红。多见于 II 期内痔。

(3) 排便或增加腹压时，肛内肿物脱出，不能自行复位，需休息后或手法复位，甚者可发生嵌顿，伴有剧烈疼痛，便血少见或无。肛门镜检查：齿线上方有黏膜隆起，表面多有纤维化。多见于 III 期内痔。

2. 外痔

(1) 肛缘皮肤损伤或感染，呈红肿或破溃成脓，疼痛明显。多见于炎性外痔。

(2) 肛缘皮下突发青紫色肿块，局部皮肤水肿，肿块初起尚软，疼痛剧烈，渐变硬，可活动，触痛明显。多见于血栓性外痔。

(3) 排便时或久蹲，肛缘皮有柔软青紫色团块隆起（静脉曲张团），可伴有坠胀感，团块按压后可消失。多见于静脉曲张性外痔。

3. 混合痔

(1) 便血及肛门部肿物，可有肛门坠胀、异物感或疼痛。

(2) 可伴有局部分泌物或瘙痒。

(3) 肛管内齿线上下同一方位出现肿物（齿线下亦可为赘皮）。

【辨证分型】（参考国家中医药管理局 1994 年发布的《中医病证诊断疗效标准》）

1. 内痔

(1) **风伤肠络**：大便带血、滴血或喷射状出血，血色鲜红，或有肛门瘙痒。舌红，苔薄白或薄黄，脉浮数。

(2) **湿热下注**：便血色鲜，量较多，肛内肿物外脱，可自行回缩，肛门灼热。舌红，苔黄腻，脉滑数。

(3) **气滞血瘀**：肛内肿物脱出，甚或嵌顿，肛管紧缩，坠胀疼痛，甚则肛缘有血栓，水肿，触痛明显。舌质暗红，苔白或黄，脉弦细涩。

(4) **脾虚气陷**：肛门坠胀，肛内肿物外脱，需手法复位，便血色鲜或淡，可出现贫血，面色少华，头昏神疲，少气懒言，纳少便溏。舌淡胖，边有齿痕，舌苔薄白，脉弱。

2. **外痔**

(1) **气滞血瘀**：肛缘肿物突起，排便时可增大，有异物感，可有胀痛或坠痛，局部可触及硬性结节。舌紫，苔淡黄，脉弦涩。

(2) **湿热下注**：肛缘肿物隆起，灼热疼痛或有滋水，便干或溏。舌红，苔黄腻，脉滑数。

(3) **脾虚气陷**：肛缘肿物隆起，肛门坠胀，似有便意，神疲乏力，纳少便溏。舌淡胖，苔薄白，脉细无力。多见于经产妇、老弱体虚者。

【治疗】

1. **处方一**

取穴：龈交穴（在上嘴唇内侧与上龈交界处，可有一米粒大的疙瘩）。

辨证分型：风伤肠络者加大肠俞、风市；湿热下注者加脾俞、阴陵泉；气滞血瘀者加膈俞、血海。

操作：患者仰卧，常规消毒后，用三棱针或注射针挑破硬肿粒，挤出肿粒中的白色分泌物并挤压出血2～3滴（图5-15）。此法为验方，凡上唇有米粒大疙瘩者，屡试屡验。

龈交

▲ 图 5-15　点刺龈交穴

2. 处方二

取穴：痔点。

辨证分型：风伤肠络者加大肠俞、风市；湿热下注者加脾俞、阴陵泉；气滞血瘀者加膈俞、血海。

操作：患者俯卧位，充分暴露腰背部，在自然光线下寻找痔点，痔点为丘疹样稍突起皮肤，针帽大小，略带色素，压之褪色。如痔点不明显者，选取腰骶部的穴位、大肠俞、关元俞或腰下部夹脊穴，每次挑治 2～3 穴（点）。局部常规消毒，用三棱针挑破表皮，然后由浅层向深层逐层地、尽量多地挑断皮下白色的筋膜纤维，然后在挑刺口上拔火罐，待停止出血后即可起罐，再用消毒棉球擦净血迹，挑口处敷创可贴。休息 10～20 分钟，无不适，即可离开，每周 1 次，3 次为 1 个疗程。本方法可以治疗各种痔疮，尤其对内痔出血的患者效果更佳。

【临床报道】

挑刺部位在背部第 7 颈椎下、第 5 腰椎上，整个背部寻找痔点，痔点的特征为稍突出皮肤表面，略带色素，如灰白色、棕褐色、暗黑色，约芝麻粒大小的丘疹，无一定形状，压之不褪色，或痔点上带毛。

操作：患者反坐在靠背椅上，背部暴露，常规消毒痔点，无菌操作。若使痔点挑刺不疼痛、出血少，也可局麻，先用三棱针划破痔点皮肤，继续向深部挑刺，挑刺可见白色坚韧纤维丝，将其挑断，挑后消毒，无菌纱布固定即可，不需换药。每次挑 1～2 个痔点，亦可重挑。痔点多的可分次挑治，6 天挑治 1 次，直至将痔点挑完。

结果：治疗 15 例，病程最短 2 年，最长 8 年。每次大便带血者 9 例，间断大便带血者 6 例，大便干结者 4 例。1 次挑刺治愈 7 例（病情较轻者），2～3 次挑刺治愈 6 例，另 2 例半年后巩固挑刺 1 次治愈。治疗后 1 年无大便带血者为痊愈，计 13 例，大便偶带血为有效，计 2 例。

体会：在治疗时，挑刺靠近脊椎及第 5 胸椎以下部位的痔点，治愈率高。因这些痔点都在大肠俞、三焦俞、脾俞附近，可调节消化系统的功能紊乱，促进食物在肠道的运行，使大便通畅，从而达到治疗目的。[齐广森 . 三棱针挑刺治疗痔疮 . 中国针灸，2003，23(10):602–603.]

八、虫蛇咬伤

【概述】

虫蛇咬伤可以分为两大部分：一是毒蛇咬伤，二是诸虫咬伤。

毒蛇咬伤是被有毒之蛇咬伤，毒液侵入伤口，气血受伤，内攻脏腑而发生的危急重症。因毒性不同而表现为多种全身中毒症状。毒蛇咬伤部位大多在足部、小腿或手部，有时从树林中穿过，蛇从树上袭来，则可能咬伤头面部。诸虫咬伤是指诸虫蜇咬伤，包括蜂、蜈蚣、蜘蛛、蝎等通过其刺及毒毛刺蜇或口器刺吮人体皮肤，毒液入里而发病，轻者仅表现为局部中毒症状，严重者可出现全身性的中毒反应。因此，从严格意义上而言，诸虫蜇咬伤也是一种中毒性疾病，轻者尚无虞，重者可致死。蜂蜇伤常见于颜面、手背等暴露部位；蜈蚣、蜘蛛、蝎常见于手脚等暴露部位。

【诊断标准】（参考国家中医药管理局 1994 年发布的《中医病证诊断疗效标准》）

(1) 有毒蛇咬伤史。

(2) 被咬部位疼痛，或局部麻木，伤肢肿胀，2～3 天后最为严重。

(3) 咬伤处有牙痕，典型病例有两点大而深的牙痕，其周围可出现血疱、水疱、瘀斑。

(4) 可有发热，头昏，嗜睡，复视。严重者出现视觉、听觉障碍，神情淡漠或神志昏蒙，声音嘶哑，吞咽困难，流涎，瞳孔散大，或皮下、内脏出血。

【辨证分型】（参考国家中医药管理局 1994 年发布的《中医病证诊断疗效标准》）

(1) 风毒（神经毒）：一般局部不红，不肿，不出血，疼痛轻微，感觉麻木，眼睑下垂，复视，表情肌麻痹，张口困难，言语不清，口角流涎，呼吸急促。脉沉伏迟弱。

(2) 火毒（血循毒）：伤口疼痛剧烈，出血，皮肤有血疱瘀斑，伤肢水肿明显。内脏、五官出血，发热，少尿或无尿，心悸头晕。

脉象细数或结代。

(3) 风火毒（混合证）：同时具有以上两种症状。

【治疗】

取穴：阿是穴（虫蛇咬伤处）。

操作：选择虫蛇咬伤最明显处，常规消毒后，迅速用三棱针点刺局部数下至点状出血，然后立即用火罐吸拔于咬伤局部，留罐5～10分钟，起罐后用生理盐水或1∶500高锰酸钾溶液冲洗伤口，如伤口在指（趾）上，无法进行拔罐时，可用三棱针点刺八邪、八风穴挤压放血。每日2次，3日为1个疗程。本法适用于治疗虫蛇咬伤早期无全身症状或全身症状较轻者。

【临床报道】

毛南药"涛龙生"（毛南名）生长于环江毛南族自治县毛南乡一带，毛南医用粉末和浸出液配合针刺放血治疗毒蛇咬伤，甚为灵验。30年来，经治必愈。今就1970年以来，治疗毒蛇咬伤危重症30例总结于下。

男性15例，女性15例；年龄最大72岁，最小2岁；农民22例（其中蛇贩7例），学生6例，无职业2例；夏秋季节受伤23例，冬春7例。眼镜王蛇1例，眼镜蛇11例，烙铁头蛇8例，竹叶青蛇6例，金环蛇4例。蛇咬伤后就诊时间，最早2小时，最晚4天。咬伤部位，手掌或指11例，前臂2例，足或趾15例，毒液吹进双眼2例。咬伤场地，床上睡眠中9例，劳动中11例，行走踩碰3例，捕捉毒蛇7例。诊断依据、临床症状分型、疗效标准参考有关文献。

治疗方法有以下几种。

(1) 伤口处理：用1/500高锰酸钾溶液进行伤口清洗，然后用涛龙生药酒从伤口内（牙痕点）向外至肿胀部位涂擦，反复多次。

(2) **伤口周围针刺放血**：确认伤口后，用消毒好的碎瓦片或玻璃碎片，环状针刺伤口周围，并用力挤出血液，反复 3～4 次。敷上涛龙生药粉和药酒调成糊，无菌包扎，每日换药 2 次。

(3) **伤口周围穴位针刺放血**：根据伤口及肿胀部位，选择其周边的穴位，涛龙生药酒涂擦后，用三棱针或碎瓦片，按穴位针刺放血法针刺放血，再用涛龙生药酒涂擦多次。

(4) 用涛龙生药酒涂擦伤口及肿胀部位，每日 5～20 次。若患部痛、红、肿甚，可酌情多涂或加药冷敷。

(5) **内服治疗**：不论被何种蛇类咬伤，均用涛龙生药粉及药酒内服，药粉每次 1～5g，药酒每次 1～5ml，每日均 3～4 次，或根据症状和体征特点斟酌用量。

(6) **局部坏死疗法**：用 1/500 高锰酸钾溶液清洗坏死部位，撒涛龙生药粉适量，无菌包扎，每日换药 2 次。若生肌慢或组织坏死面广，加用 α–糜蛋白酶 1～5mg 加蒸馏水 10～30ml 喷雾或滴入创面。

(7) **蛇伤中毒性休克的处理**：在用涛龙生内外治疗的同时，补充血容量，应用肾上腺皮质激素或血管活性药物等对症处理。

用本法治疗毒蛇咬伤危重症 30 例，全部治愈，无残疾或其他功能障碍等。治愈时间最短 1 天，最长 29 天，平均 6 天。

韦某，男，65 岁，农民兼贩蛇，壮族，环江毛南族自治县川山乡下久村人。曾多次被蛇咬伤，自治而愈。患者于 1996 年 6 月 20 日购得烙铁头蛇和无毒蛇各 1 条，各置于左右两手上，无料烙铁头蛇咬中患者左手合谷处和右手合谷处。当时患者不重视，按常法自治处理。当晚两伤口处出血不止，但量不多，其他无异常。第 2 天，出血量逐渐增多，两臂肿胀至肘关节，轻度眩晕、鼻衄、呼吸急促。

曾找村卫生员处理，未见效果，村人送其到乡卫生院，经用大量止血药（氨甲苯酸、酚磺乙胺、云南白药等）及右旋糖酐、高渗糖、维生素 C 和抗生素等，并经伤口扩创放血，但病情未缓解，反而加重。出现咯血，鼻衄，尿血和创口出血不止。患者面色苍白，嗜睡。卫生院建议转上级医院治疗，经人介绍第 3 天转到本分院治疗。查见血压 6.6/3.9 千帕，神志清醒，嗜睡状态，四肢冰冷，面色极度苍白，呼吸微弱，创口出血不止，全身弥漫性皮下出血斑，双臂肿胀至腋下，咯血，鼻衄，尿血。急予涛龙生药酒 5ml 内服，用 1/500 高锰酸钾溶液清洗创口，伤口周围环状针刺放血，敷涛龙生药粉 30g，纱布包扎。针刺双臂曲池、内关、外关、臂臑穴放血，用涛龙生药水外擦双臂多次。半小时后继以涛龙生药粉 30g 加白酒冲服，配合输液，加用地塞米松、维生素 C 静脉滴注。治疗第 2 天无内外出血症状，第 3 天患者能正常活动，第 6 天各种症状消失，伤口结痂而出院。继予 7 天药内服、外用，7 天后随访患者无任何异常。[韦衮政，谭光黎，谭汉怀 . 毛南药"涛龙生"配合针刺放血治疗毒蛇咬伤危重症 30 例 . 中国民族民间医药杂志 , 1999(2):266–267.]

第6章 骨科疾病

一、落枕

【概述】

落枕系指急性单纯性颈项强痛，运动受到限制的病证，乃颈部伤筋，轻者4～5日自愈，重者可延至数周不愈。如果频繁发作，常常是颈椎病的反应。常因睡眠姿势不当，劳累后局部肌肉受冷，颈部肌肉扭伤及长时间过于牵拉所形成的纤维组织炎。中医学认为，本病是由于风寒之邪侵于项背部，使经络受阻所致。

【诊断标准】（参考国家中医药管理局1994年发布的《中医病证诊断疗效标准》）

(1) 一般无外伤史，多因睡眠姿势不良或感受风寒后所致。

(2) 急性发病，睡眠后一侧颈部出现疼痛、酸胀，可向上肢或背部放射，活动不利，活动时伤侧疼痛加剧，严重者使头部歪向患侧。

(3) 患侧常有颈肌痉挛，胸锁乳突肌、斜方肌、大小菱形肌及肩胛提肌等处压痛，在肌肉紧张处可触及肿块或条索状的改变。

【辨证分型】（参考国家中医药管理局1994年发布的《中医病证诊断疗效标准》）

(1) *瘀滞型*：晨起颈项疼痛，活动不利，活动时患侧疼痛加剧，头部歪向病侧，局部有明显压痛点，有时可见筋结。舌紫暗，脉弦紧。

(2) 风寒型：颈项背部强痛，拘紧麻木。可兼有渐渐恶风，微发热，头痛等表证。舌淡，苔薄白，脉弦紧。

【治疗】

1. 处方一

取穴：阿是穴、肩井（患侧）。

辨证分型：瘀滞者加太冲、膈俞；风寒者加风池、外关。

操作：在患侧颈部寻找明显的压痛点，常规消毒后用三棱针快速点刺压痛点 2～3 针，使之出血数滴，再用闪火法拔罐，留罐 5～10 分钟。在留罐期间用毫针针刺风池、肩井，手法为泻法。

2. 处方二

取穴：阿是穴。

操作：先按压病变局部找到疼痛明显的压痛点，常规消毒后，用梅花针中度叩刺患部，以局部出血如珠为度。然后用透明玻璃火罐以闪火法在叩刺部位拔罐，5～10 分钟后取下火罐，再用消毒棉球擦干血迹。叩刺时嘱患者头向患侧转动 2～3 次，或做背屈仰天及前屈低头动作数次。急性期每日 1 次，中病即止。

【临床报道】

76 例患者中，男性 19 例，女性 57 例；年龄最小 19 岁，最大 64 岁，平均 41.5 岁；病程最短 6 小时，最长 3 天。

治疗方法：取落枕穴（患侧），常规皮肤消毒，用 3 寸毫针直刺，以麻胀或触电样感上传为针感，快速捻转 30 秒后留针，每 5～10 分钟行针 1 次，同时嘱患者活动颈部，由慢到快逐渐加大幅度，反复进行；然后在患侧疼痛部位找到最痛点（即阿是穴），常规消毒皮肤，右手持三棱针直刺阿是穴使其出血；最后在阿是穴处行闪火法拔火罐留置 5 分钟，拔出暗红色血液时效果最显。

治疗结果：经治后 76 例均获治愈（即颈部活动自如，患侧颈肌无疼痛及压痛）。其中 1 次治愈者 71 例，占 92.1%；5 例患者 2 次治愈，占 7.9%。

典型病例：刘某，女，42 岁，1996 年 9 月 12 日初诊。患者自诉就诊日起床后即感颈部疼痛，活动受限，头偏左侧，诊断为"落枕"。随即给予上述治疗 1 次后，颈部症状消失，旋转活动自如。

体会：落枕是由于睡眠姿势不正确，引起颈肌痉挛，导致经络阻滞，气血不畅。其治疗应以舒筋通络，活血止痛为主。落枕穴属经外奇穴，本穴对落枕有较好的疗效，点刺放血加拔火罐，能增强局部血液循环，从而增加组织营养，缓解肌肉紧张，起到经通脉畅，消炎止痛的作用，从而达到治疗目的。[刘玉岚，陈文全 . 针刺配合点刺放血治落枕 76 例 . 国医论坛，2000, 15(2):41.]

二、颈椎病

【概述】

颈椎病，又称颈椎综合征，是颈椎骨关节炎、增生性颈椎炎、颈神经根综合征、颈椎间盘脱出症的总称，是一种以退行性病理改变为基础的疾病。主要由于颈椎长期劳损、骨质增生，或椎间盘脱出、韧带增厚，致使颈椎脊髓、神经根或椎动脉受压，出现一系列功能障碍的临床综合征。表现为颈椎间盘退变及其继发性的一系列病理改变，如椎节失稳、松动，髓核突出或脱出，骨刺形成，韧带肥厚和继发椎管狭窄等，刺激或压迫了邻近的神经根、脊髓、椎动脉及颈部交感神经等组织，并引起多种症状和体征的综合征。可发生于任何年龄，以 40 岁以上的中老年人为多。临床可分为颈型、神经根型、脊髓型、椎动脉型、交感神经型和混合型。属中医学"痹证"范畴。

【诊断标准】（参考国家中医药管理局 1994 年发布的《中医病证诊断疗效标准》）

(1) 有慢性劳损或外伤史，或有颈椎先天性畸形、颈椎退行性病变。

(2) 多发于 40 岁以上中年人，长期低头工作者，或习惯于长时间看电视、录像者，往往呈慢性发病。

(3) 颈、肩背疼痛，头痛头晕，颈部板硬，上肢麻木。

(4) 颈部活动功能受限，病变颈椎棘突，患侧肩胛骨内上角常有压痛，可摸到条索状硬结，可有上肢肌力减弱和肌肉萎缩，臂丛牵拉试验阳性，压头试验阳性。

(5) X 线正位片显示，钩椎关节增生，张口位可有齿状突偏歪；侧位片显示颈椎曲度变直，椎间隙变窄，有骨质增生或韧带钙化；斜位片可见椎间孔变小。CT 及磁共振检查对定性定位诊断有意义。

【辨证分型】（参考国家中医药管理局 1994 年发布的《中医病证诊断疗效标准》）

(1) **风寒痹阻**：颈、肩、上肢窜痛麻木，以痛为主，头有沉重感，颈部僵硬，活动不利，恶寒畏风。舌淡红，苔薄白，脉弦紧。

(2) **气滞血瘀**：颈肩部、上肢刺痛，痛处固定，伴有肢体麻木。舌质暗，脉弦。

(3) **痰湿阻络**：头晕目眩，头重如裹，四肢麻木不仁，纳呆。舌暗红，苔厚腻，脉弦滑。

(4) 肝肾不足：眩晕头痛，耳鸣耳聋，失眠多梦，肢体麻木，面红目赤。舌红少津，脉弦。

(5) 气血亏虚：头晕目眩，面色苍白。心悸气短，四肢麻木，倦怠乏力。舌淡苔少，脉细弱。

【治疗】

1. 处方一（实证）

取穴：阿是穴、颈夹脊穴。

辨证分型：风寒痹阻者加风池、外关；气滞血瘀者加合谷、太冲；痰湿阻络者加丰隆、阴陵泉。

操作：患者取坐位或俯卧位，颈臂背处痛区局部消毒，用梅花针叩刺至点状出血，力度以患者能够耐受为度，然后在叩刺部位拔罐，5～10分钟后取罐，再用消毒棉球擦净血迹。风池、外关等穴常规消毒后用毫针针刺行泻法，留针30分钟。隔日治疗1次，7次为1个疗程。

2. 处方二（虚证）

取穴：阿是穴、颈项正中督脉及颈夹脊三线。

辨证分型：肝肾不足者加肝俞、肾俞；气血亏虚者加足三里、脾俞。

操作：患者取俯卧位或坐在靠背椅上，上肢和头伏在椅背上，颈项及胸背部皮肤常规消毒后，以皮肤针先重点叩刺颈项部明显的压痛点至皮肤轻微出血后，再沿颈项正中督脉及颈夹脊三线自上而下叩刺至大椎和风门穴，至皮肤轻微出血为度，然后在叩刺部位用闪火法拔罐，留罐5～10分钟，拔出瘀血少量（图6-1）。治疗后当日叮嘱患者禁沐浴。肝俞、肾俞、足三里等穴位常规消毒后用毫针行平补平泻法，留针 30 分钟。每周治疗 2 次，5 次为 1 个疗程。

颈
夹
脊

大椎
风门

▲ 图 6-1　叩刺颈项部督脉及夹脊穴

3. 处方三

取穴： 阿是穴。

辨证分型： 风寒痹阻者加风池、外关；气滞血瘀者加合谷、太冲；痰湿阻络者加丰隆、阴陵泉；肝肾不足者加肝俞、肾俞；气血亏虚者加足三里、脾俞。

操作：在颈部寻找最明显的压痛点 1～2 处，常规消毒后，用三棱针点刺出血，再用闪火法拔罐，留罐 5～10 分钟，起罐后用酒精棉球擦净血迹。每周治疗 2 次，5 次为 1 个疗程。风池、外关等穴常规消毒后用毫针针刺行泻法，留针 30 分钟。隔日治疗 1 次，7 次为 1 个疗程。

【临床报道】

颈椎病属于中医学"痹证"范畴，多因年老体弱，肝肾亏虚，或长久伏案劳作致筋骨失养，气血瘀滞，复感风寒湿邪，经络阻滞，"不通则痛"。治疗当以疏通经络止痛为原则。

治疗方法：以七星针由上而下，从颈项沿督脉、夹脊之脉、足三阳经叩打，到达大椎穴和风门穴为止，明显压痛部位，重点叩打。然后加拔火罐多只，留罐 10 分钟。每周治疗 2 次，10 次为 1 个疗程。

据笔者临床观察，絮刺火罐疗法对颈型颈椎病、神经根型颈椎病疗效较好。颈部板滞症状改善最快，疼痛也可很快减轻，麻木症状则不易消除，尤其是手指尖的麻木，需要治疗很长时间。椎动脉型颈椎病疗效不佳，眩晕很难改善。这可能是因为颈型是颈椎病中最轻的类型，"以痛为腧"有的放矢地解除了患者的疼痛不适，拔罐放松了紧张的颈部肌肉，故症状完全消失而痊愈。神经根型颈椎病是颈椎病中较多见的类型，夹脊穴周围组织中存在着许多神经末梢，且颈椎处的脊神经后支内侧支与颈椎夹脊穴之间距离最近，因而选用七星针叩打夹脊穴，并拔火罐，可减轻或解除神经根刺激症状。[张春敬 . 絮刺火罐疗法的临床运用 . 针灸临床杂志 , 2002, 18(1): 37-38.]

三、肩周炎

【概述】

肩周炎，是指肩关节及其周围的肌腱、韧带、腱鞘、滑囊等软组织的急慢性损伤，或退行性变，致局部产生无菌性炎症，从而引起肩部疼痛和功能障碍为主症的一种疾病。常发生于中老年，50 岁左右，女性多见，故又称为"五十肩"。属中医学"漏肩风""肩凝风"范畴。

【诊断标准】（参考国家中医药管理局 1994 年发布的《中医病证诊断疗效标准》）

(1) 慢性劳损，外伤筋骨，气血不足复感受风寒湿邪所致。

(2) 好发年龄在 50 岁左右，女性发病率高于男性，右肩多于左肩，多见于体力劳动者，多为慢性发病。

(3) 肩周疼痛，以夜间为甚，常因天气变化及劳累而诱发，肩关节活动功能障碍。

(4) 肩部肌肉萎缩，肩前、后、外侧均有压痛，外展功能受限明显，出现典型的"扛肩"现象。

(5) X 线检查多为阴性，病程久者可见骨质疏松。

【辨证分型】（参考国家中医药管理局 1994 年发布的《中医病证诊断疗效标准》）

(1) **风寒痹阻**：肩部窜痛，遇风寒痛增，得温痛缓，畏风恶寒，或肩部有沉重感。舌质淡，苔薄白或腻，脉弦滑或弦紧。

(2) **气血瘀滞**：肩部肿胀，疼痛拒按，以夜间为甚。舌质暗或有瘀斑，舌苔白或薄黄，脉弦或细涩。

(3) 气血亏虚：肩部酸痛，劳累后疼痛加重，伴头晕目眩，气短懒言，心悸失眠，四肢乏力。舌质淡，苔少或白，脉细弱或沉。

【治疗】

1. 处方一（实证）

取穴：阿是穴。

辨证分型：风寒痹阻者加风池、外关；气血瘀滞者加合谷、太冲、膈俞。

操作：取患肩部最明显的压痛点1～2处，常规消毒后，用三棱针点刺3～5下，后立即拔火罐，留罐5～10分钟，起罐后用酒精棉球擦净血迹。风池、外关、合谷、太冲等穴位常规消毒后用毫针行泻法，留针30分钟。每周2～3次，5次为1个疗程。

2. 处方二（虚证）

取穴：阿是穴。

辨证分型：气血亏虚者加足三里、脾俞。

操作：在患侧肩部寻找压痛点，常规消毒后，以阿是穴为中心，用梅花针向四周呈放射状重叩，如无明显压痛点则在肩关节疼痛区域中度叩刺，以渗出血珠为度，叩刺后配合拔罐5～10分钟，可配合推拿治疗。足三里、脾俞常规消毒后用毫针行平补平泻法，留针30分钟，每周2～3次。每次刺血都要重新寻找压痛点，5次为1个疗程。

【临床报道】

本组病例中，男性16例，女性32例；年龄最大者72岁，最小者43岁；40—50岁12例，51—60岁30例，60岁以上6例；病程最长15年，最短20天。双肩2例，左肩16例，右肩30例。48例均按《中医病证诊断疗效标准》中肩周炎的诊断标准诊断。

治疗方法：备梅花针 1 支，用 2% 碘酒及 75% 酒精局部常规消毒。患者取侧卧位，先用梅花针垂直叩击患肩皮肤，重点叩击患肩所属穴位及痛点，叩打频率 50～70 次 / 分，时间约 10 分钟，以局部皮肤潮红为度。然后用闪火法把透明玻璃罐吸附在患肩皮肤上，留罐 10 分钟左右，以每罐出血 1～2ml 或吸出泡沫样液体为度，起罐后用消毒棉球擦干即可。每天 1 次，或隔日 1 次，10 次为 1 个疗程，经治疗 1 个疗程后，休息 3 天，然后继续治疗。

治疗结果：痊愈，肩部疼痛消失，功能活动完全恢复正常，上举＞ 140°，外展＞ 70°，内收时手指能摸到对侧肩峰。显效，肩部疼痛消失或偶有轻微疼痛，功能活动基本恢复，能参加日常工作及劳动。好转，肩部疼痛减轻，功能活动稍有恢复，疼痛减轻，但未完全消失。无效，与治疗前对比，各方面均无进步。48 例中治疗最少 7 次，最长 3 个疗程。治愈 27 例，占 56%；显效 14 例，占 29%；好转 5 例，占 10.4%；无效 2 例，占 4.2%；总有效率 95.83%。[范达 . 梅花针加拔火罐治疗肩周炎 48 例 . 广西中医药 , 2006(2):42.]

四、背肌筋膜炎

【概述】

背肌筋膜炎，是指因寒冷、潮湿、慢性劳损，而使背肌筋膜及肌组织发生水肿、渗出及纤维性变而出现的一系列临床症状，是身体富有白色纤维组织，如筋膜、肌膜、韧带、肌腱 、腱鞘、骨膜及皮下组织等的一种非特异性变化。属中医学"痹证""筋痹""肌痹"范畴。

【诊断标准】（参考国家中医药管理局 1994 年发布的《中医病

证诊断疗效标准》）

(1) 可有外伤后治疗不当、劳损或外感风寒等病史。

(2) 多发于老年人，好发于两肩胛之间，尤以体力劳动者多见。

(3) 背部酸痛，肌肉僵硬发板，有沉重感，疼痛常与天气变化有关，阴雨天及劳累后可使症状加重。

(4) 背部有固定压痛点或压痛较为广泛。背部肌肉僵硬，沿骶棘肌行走方向常可触到条索状的改变，腰背功能活动大多正常。X 线片检查无阳性体征。

【辨证分型】（参考国家中医药管理局 1994 年发布的《中医病证诊断疗效标准》）

(1) 风寒湿邪：背痛板滞，后项、肩部牵拉性疼痛，甚者痛引上臂，伴恶寒怕冷。舌淡苔白，脉弦紧。

(2) 气血凝滞：晨起背部板硬刺痛，活动后减轻。舌暗苔少，脉涩。

(3) 气血亏虚：肩背隐痛，时轻时重，劳累后疼痛加剧，休息后缓解。舌淡苔少，脉细弱。

【治疗】

1. 处方一（实证）

取穴：阿是穴（压痛点）。

辨证分型：风寒湿邪者加风池、外关；气血凝滞者加合谷、太冲、膈俞。

操作：寻找背部压痛点较明显处，局部皮肤常规消毒后，用三棱针点刺 2～3 下至出血，然后在点刺部位拔火罐，留置 5～10 分钟后起罐。可配合艾灸疗法。

2.处方二（虚证）

取穴：阿是穴（压痛点）。

辨证分型：气血亏虚者加足三里、血海。

操作：患者取俯卧位，暴露病变部位，常规消毒后，用消毒的皮肤针在病变局部反复叩刺，力度以患者能耐受为度。待患处出现均匀微小的出血点时，迅速在此处用大号火罐拔罐，留罐 5～10 分钟，起罐后用消毒干棉球将瘀血擦净，再用 75% 酒精进行局部消毒。隔日治疗 1 次，5 次为 1 个疗程。

【临床报道】

参照《中医病证诊断疗效标准》，选取肩背肌筋膜炎患者 73 例。分为刺血组 40 例，男性 18 例，女性 22 例；年龄 38—60 岁；病程 7 天至 3 年。对照组为针刺加红外线照射（TDP）组 33 例，男性 9 例，女性 24 例；年龄 45—66 岁；病程 1 个月至 2 年。患者多有明显的劳累、创伤和感受寒湿的病史，以及在其他科进行过不同程度治疗的经历。

治疗方法：首先选取阿是穴，即有触痛或有摩擦感的压痛处，再取其相应节段的夹脊穴。常规消毒后用 5 号针头在穴区及周围快速点刺 3～5 下，根据部位和患者个体差异控制进针深度，放出少许血后，迅速在穴上加拔火罐，每罐可放血 2～10ml，一般情况可令其自然止血，然后取下火罐，清除凝血，再次局部消毒即可。首次放血总量应在 20～30ml，余后酌减。对照组采用局部和循经取穴，交替选取肩中俞、肩外俞、肩井、大杼、肩贞、督俞、膈俞、风门、肝俞等，针刺后两组穴接电针仪，刺激参数为 2～100Hz，20 分钟后出针，针刺同时给予 TDP 局部照射，隔日 1 次，10 次为 1 个疗程。

治疗结果：自觉疼痛完全消失，活动不受限者为治愈；自觉疼

痛减轻，活动时仍有疼痛者为有效；3 个疗程后仍疼痛如初者为无效。经过 1～3 个疗程治疗，两组比较有效率分别为 92.5% 和 72.7%，刺络放血组优于对照组，而疗程比较两组亦有明显差别。[石现, 关玲, 尹淑英 . 刺血拔罐治疗肩背肌筋膜炎 . 中国临床康复 , 2004(5):919.]

五、肋软骨炎

【概述】

肋软骨炎，又称泰齐综合征，是一种自限性、非化脓性的肋软骨病。病因不明，多发生在第 2 肋软骨连接处，自感局部疼痛，咳嗽或深呼吸时加重，病变部位隆起、增粗、增大，有压痛，但无炎症表现。X 线检查多无阳性发现，偶可见软骨前端增宽、增厚。属中医学"痹证""胸痛"范畴。

【诊断标准】（参考中华人民共和国卫生部 1997 年发布的《中药新药临床研究指导原则》第三辑）

(1) 第 1～7 肋软骨与肋骨、胸骨交界处肿胀疼痛，可单发，也可多发。好发部位为第 2～4 肋软骨，尤以第 2 肋软骨最为常见。

(2) 局部隆起，结块，质硬，压痛明显，但不化脓。

(3) 深呼吸、咳嗽或挤压胸壁时疼痛加剧，严重者同侧上肢活动困难。

(4) 局部疼痛一般历时 2～3 个月后可自行消失，但肋软骨肿大常持续数年，可反复发作。

(5) X 线检查，早期无特殊发现，晚期肋软骨普遍钙化。

【辨证分型】

(1) **气滞血瘀**：因跌打损伤，胸胁受损，瘀血内结，血瘀气滞，脉络阻滞，不通则痛，导致疼痛肿胀。往往起病急，胸肋部疼痛骤作，局部肿胀明显，疼痛呈刺痛或胀痛，痛有定处，日轻夜重，转侧活动困难，舌红或紫暗，脉弦数。

(2) 肝郁气滞：多因情志抑郁或精神刺激而致肝失疏泄，肝气郁结，气机郁滞。常见胸肋部胀满疼痛，痛处不固定，可走窜作痛，胸闷，善太息，深呼吸或咳嗽时疼痛可加剧，口干苦，纳呆，便秘，舌苔薄白或薄黄，脉弦紧。

(3) 风寒湿痹阻：素体虚弱，正气不足，卫外不固，风寒湿邪气乘虚而入，致使气血凝滞，经脉痹阻。胸肋部肿胀疼痛，时轻时重，肢体拘急不舒，喘息咳唾，胸背痛，短气。偏寒者得寒痛增，得热病缓，舌淡苔白腻，脉沉紧。偏湿者肢体重着，麻木，舌质淡红苔腻，脉濡数。

(4) 气血亏虚：久病不愈，体质虚弱，气血失养，气虚不能生血或血虚无以化气。患病日久，形体消瘦，面色苍白，胸肋部肿胀隐痛，时轻时重，劳累后痛势加重，休息后缓解，舌质淡苔薄，脉细弦。

【治疗】

1. 处方一（实证）

取穴：阿是穴。

辨证分型：气滞血瘀者加合谷、太冲、膈俞；肝郁气滞者加期门、太冲；风寒湿痹阻者加风池、外关。

操作：先在病变处局部按压寻找到肿胀肥厚的肋软骨，常规消毒后，用梅花针从肋软骨隆起处中心叩起，由内到外，叩至局部出血如珠为止，然后用闪火法在病变局部拔罐，5～10分钟后取下火罐，用酒精棉球擦净血迹。合谷、太冲、膈俞等穴常规消毒后用毫针行泻法，留针 30 分钟。1 次未愈者，3 天后再治疗 1 次，3 次无效即停止治疗。

2. 处方二（虚证）

取穴：阿是穴。

辨证分型：气血亏虚者加血海、足三里。

操作：先在病变处局部按压寻找到肿胀肥厚的肋软骨，常规消毒后，用梅花针从肋软骨隆起处中心叩起，由内到外，叩至局部出血如珠为止，然后用闪火法在病变局部拔罐，5～10 分钟后取下火罐，用酒精棉球擦净血迹。血海、足三里穴常规消毒后用毫针行补法，留针 30 分钟。1 次未愈者，3 天后再治疗 1 次，3 次无效即停止治疗。

【临床报道】

观察对象为本院骨科确诊患者32例，其中男性7例，女性25例；年龄18—41岁，平均29岁；发病时间3天至2个月。发病部位在第2肋软骨者18例，第3肋软骨9例，其他肋软骨者5例。

治疗方法：先在病变处局部按压寻找到肿胀肥厚的肋软骨，常规消毒后，用梅花针中等力度叩刺患部，以局部出血如珠为度。然后用透明玻璃火罐以闪火法在病变局部拔罐，5～10 分钟后取下火罐，用消毒纱布擦干血液。1 次未愈者，3 天后再治疗 1 次，3 次无效即停止治疗。

治疗结果：痊愈，疼痛、肿胀消失，活动正常；有效，疼痛、肿胀明显减轻。经1～3次治疗后，32例患者中痊愈29例，占90.6%，有效3例，占9.4%。

典型病例：患者，女，26岁，1998年6月12日初诊。左侧上胸部疼痛1周，在本院骨科确诊为肋软骨炎，服西药布洛芬缓释胶囊后疗效不佳，故转来我科治疗。查患者第 3 肋软骨肿胀肥厚，伴局部压痛。行梅花针叩刺加拔火罐治疗。治疗 1 次后胸痛明显减轻，3 天后再行 1 次治疗，疼痛肿胀消失。

体会：肋软骨炎为临床常见病，多发于 20—30 岁的女性，发病部位多在第 2、第 3 肋骨与肋软骨交界处，临床表现为局部肿胀隆起，有明显压痛和自发痛，深呼吸和举臂活动时加重。目前现代医学对其病因尚不清楚，一般认为与劳损、外伤或上呼吸道病毒感染有关。中医学将本病归属于"痹证"和"胸痛"范畴，多是由于风、寒、湿等外邪侵袭或劳损引起气血瘀滞所致。笔者采用具有活血化瘀、疏经通络作用的梅花针叩刺疗法，配合具有活血行气、祛风散寒作用的拔罐疗法。两者结合，风寒得散，气血得和，经络得通，肿痛自消。[王英杰 . 梅花针叩刺加拔罐治疗肋软骨炎 32 例 . 中国民间疗法 , 2006, 14(6):44.]

六、肱骨外上髁炎

【概述】

肱骨外上髁炎，又名肘外侧疼痛综合征，俗称网球肘。以肘关节外侧疼痛，用力握拳及前臂做旋前伸肘动作（如绞毛巾、扫地等）时可加重，局部有多处压痛，而外观无异常为主要临床表现。属中医学"伤筋""筋痹""肘痛"范畴。

【诊断标准】（参考国家中医药管理局 1994 年发布的《中医病证诊断疗效标准》）

(1) 多见于特殊工种或职业，如砖瓦工、网球运动员或有肘部损伤病史者。

(2) 肘外侧疼痛，疼痛呈持续渐进性发展。做拧衣服、扫地、端壶倒水等动作时疼痛加重，常因疼痛而致前臂无力，握力减弱，甚至持物落地，休息时疼痛明显减轻或消失。

(3) 肘外侧压痛，以肱骨外上髁处压痛为明显，前臂伸肌群紧张试验阳性，伸肌群抗阻试验阳性。

【辨证分型】（参考国家中医药管理局 1994 年发布的《中医病证诊断疗效标准》）

(1) 风寒阻络：肘部酸痛麻木，屈伸不利，遇寒加重，得温痛缓。舌苔薄白或白滑，脉弦紧或浮紧。

(2) 湿热内蕴：肘外侧疼痛，有热感，局部压痛明显，活动后疼痛减轻，伴口渴不欲饮。舌苔黄腻，脉濡数。

(3) 气血亏虚：起病时间较长，肘部酸痛反复发作，提物无力，肘外侧压痛，喜按喜揉，并见少气懒言，面色苍白。舌淡苔白，脉沉细。

【治疗】

1. 处方一（实证）

取穴：阿是穴。

辨证分型：风寒阻络者加风池、外关；湿热内蕴者加阴陵泉、丰隆。

操作：选准压痛点，常规消毒后，用三棱针迅速刺入约 1 分，随即迅速退出，以出血为度，然后拔罐。每 3～5 天 1 次，一般治疗 3 次，最好不要超过 5 次。风池、外关等穴位常规消毒后用毫针针刺行泻法，留针 30 分钟。2～3 日 1 次，5 次为 1 个疗程。

2. 处方二（虚证）

取穴：阿是穴。

辨证分型：气血亏虚者加灸足三里、气海。

操作：选准压痛点，常规消毒后，先用梅花针围绕压痛点做环形中度叩刺，使其微微出血，然后用小号玻璃罐采用闪火法沿叩刺出血区域拔罐5～10分钟。并配合灸法灸足三里、气海。

3. 处方三

取穴：阿是穴、肘髎、曲池、手三里。

操作：皮肤常规消毒后，用梅花针先叩刺肘部阿是穴，然后再叩刺痛处上下各1～2个穴，均用中度叩刺法，以皮肤轻微出血为度，然后用小号玻璃罐采用闪火法沿叩刺出血区域拔罐5～10分钟（图6-2）。2～3日1次，5次为1个疗程。

【临床报道】

所选32例患者均为门诊病例，其中男性11例，女性21例，年龄最小者32岁，最大62岁；病程最短7天，最长4年，1年以内23例。

治疗方法：主穴为患侧肘髎、曲池、阿是穴，疼痛涉及前臂者兼取手三里至偏历之阳明经所循行部位。患者取坐位曲肘，常规消毒局部皮肤后用单头梅花针叩打，根据患者疾病的虚实和体质的强弱分别采用轻、重2种不同手法。一般轻手法用于虚证，轻叩致皮肤潮红或充血即可；重手法用于实证（敏感点用重手法），重叩致皮肤微出血，然后用1号或2号玻璃罐用闪火法拔罐，留罐10分钟，起罐后用消毒棉球擦净血迹。每天或隔天1次，2～5次为1个疗程。一般第1至2次用梅花针加拔火罐法，第3次以后单用拔火罐法或间次使用梅花针。

治疗结果：痊愈，疼痛全部消失，肘臂活动功能恢复正常。有效，疼痛明显减轻，肘臂活动略有障碍。无效，症状无改变。32

肘髎
曲池
手三里

▲ 图 6-2　叩刺患处局部穴位

例患者经治疗后，痊愈 19 例（其中治疗 2 次痊愈者 10 例），有效 12 例，无效 1 例。总有效率 97%。

　　典型病例：胡某，女，50 岁，退休工人。因右肘部酸痛，痛及前臂 1 个月余，不能负重，手持物常因疼痛掉落而来诊。检查见患者右肱骨外上髁及周围明显压痛，旋臂屈腕试验阳性。诊断：网球肘。采用上法治疗，重叩患侧肘髎、曲池、压痛点及周围至少量出血，用 2 号玻璃罐拔罐，肘部出血 2ml 左右，血色暗质稠，夹泡沫，其他部位出血少许，留罐 10 分钟。取罐后患者即感疼痛减大半，第 2 天改用轻手法叩打，患者出血转鲜红，即告疼痛完全消失，肘臂活动自如。4 个月后随访无复发。[林少贞 . 梅花针加拔火罐治疗网球肘 32 例 . 针灸临床杂志 , 1999, 15(5):33.]

七、腱鞘囊肿

【概述】

腱鞘囊肿，是发生于关节部腱鞘内的囊性肿物，是一种关节囊周围结缔组织退变所致的疾病。内含有无色透明或橙色、淡黄色的浓稠黏液，多发于腕背和足背部。患者多为青壮年，女性多见。本病属中医学"筋结""筋瘤"范畴。

【诊断标准】（参考国家中医药管理局 1994 年发布的《中医病证诊断疗效标准》）

(1) 有外伤史或慢性劳损史。

(2) 可发生于任何年龄，以青、中年多见，女性多于男性。

(3) 好发于腕背及腕掌面的桡侧，掌指关节的掌侧面，足背动脉附近等处。

(4) 主要症状为局部肿块，缓慢发生或偶然发现，局部酸胀不适，握物或按压时可有痛感。

(5) 体征：肿块小至米粒，大至乒乓球不等，半球形，光滑，与皮肤无粘连，但附着于深处的组织，活动性较小，有囊性感。

【辨证分型】（参考国家中医药管理局 1994 年发布的《中医病证诊断疗效标准》）

(1) 气滞型：症多为初起，肿块柔软可推动，时大时小，局部可有疼痛或胀感。舌红，脉弦。

(2) 瘀结型：多有反复发作病史，肿块较小而硬，可硬似软骨，患肢可有不同程度的功能障碍。舌红质暗，脉滑弦。

【治疗】

取穴：囊肿局部。

辨证分型：气滞者加合谷、太冲；瘀结者加膈俞、期门。

操作：先挤住囊肿，使其固定不动，皮肤常规消毒后，用三棱针从囊肿基底部快速刺入，深达囊肿中心。稍搅动，再快速出针，出针后用两手拇食指在针孔周围挤压，出尽囊内容物，待挤不出黏液时，用小号玻璃罐拔罐，留罐 5 分钟，起罐后用消毒棉球清理创口周围黏液。三棱针点刺一般只使用 1 次，若 1 周后囊肿仍然高突者则再使用 1 次，最多使用 2 次。

【临床报道】

王某，男，32 岁，工人，1997 年 2 月 1 日诊。主诉：右手腕关节肿块 2 年余。查：右手腕关节近阳池穴有一约 2.5cm×2.5cm 大小包块，皮色无改变，触之圆滑发硬。诊断为腱鞘囊肿。治疗：包块局部消毒，在包块最高点垂直进针，快速刺破囊壁。出针后用两手拇食指在针孔周围挤压，出尽囊内容物，然后在针孔上盖消毒干棉球，棉球上压以硬币，用 3～5cm 宽的胶布加压固定。休息 1 周。1 次治愈。

按：腱鞘囊肿系中医筋瘤，多因筋脉松弛，痰液凝聚所致，直接刺破囊壁，挤出黏液。其法简而效佳。[金明月 . 三棱针的临床应用 . 针灸临床杂志 , 2000, 16(11):25.]

八、类风湿关节炎

【概述】

类风湿关节炎，是一种病因尚未明了的慢性全身性炎症性疾病，以慢性、对称性、多滑膜关节炎或关节外病变为主要临床表现，属于自身免疫炎性疾病。该病好发于手、腕、足等小关节，反复发作，呈对称分布。早期有关节红肿热痛和功能障碍，晚期关节可出现不同程度的僵硬畸形，并伴有骨和骨骼肌的萎缩，极易致残。从病理改变的角度来看，类风湿关节炎是一种主要累及关节滑膜（以后可波及关节软骨、骨组织、关节韧带和肌腱），其次为浆膜、心、肺及眼等结缔组织的广泛性炎症性疾病。类风湿关节炎的全身性表现除关节病变外，还有发热、疲乏无力、心包炎、皮下结节、胸膜炎、动脉炎、周围神经病变等。广义的类风湿关节炎除关节部位的炎症病变外，还包括全身的广泛性病变。属中医学"尪痹"范畴。

【诊断标准】（参考 1987 年美国风湿病学会类风湿关节炎诊断标准）

(1) 晨僵至少 1 小时，持续至少 6 周。

(2) 3 个或 3 个以上关节肿，持续至少 6 周。

(3) 腕、掌指关节或近端指间关节肿，持续至少 6 周。

(4) 对称性关节肿，持续至少 6 周。

(5) 手部 X 线的改变。

(6) 皮下结节。

(7) 类风湿因子阳性，滴定度＞1∶32。

【辨证分型】（参考国家中医药管理局 1994 年发布的《中医病证诊断疗效标准》）

(1) 风寒湿阻：关节肿胀疼痛，痛有定处，晨僵屈伸不利，遇寒则痛剧，局部畏寒怕冷。舌苔薄白，脉浮紧或沉紧。

(2) 风湿热郁：关节红肿疼痛如燎，晨僵，活动受限。兼有恶风发热，有汗不解，心烦口渴，便干尿赤。舌红，苔黄或燥，脉滑数。

(3) **痰瘀互结**：关节漫肿日久，僵硬变形，屈伸受限，疼痛固定，痛如锥刺，昼轻夜重，口干不欲饮。舌质紫暗，苔白腻或黄腻，脉细涩或细滑。

(4) **肾虚寒凝**：关节疼痛肿胀，晨僵，活动不利，畏寒怕冷，神倦懒动，腰背酸痛，俯仰不利，天气寒冷加重。舌淡胖，苔白滑，脉沉细。

(5) **肝肾阴虚**：病久关节肿胀畸形，局部关节灼热疼痛，屈伸不利，形瘦骨立，腰膝酸软。伴有头晕耳鸣，盗汗，失眠。舌红，少苔，脉细数。

(6) **气血亏虚**：关节疼痛，肿胀僵硬，麻木不仁，行动艰难，面色淡白，心悸自汗，神疲乏力。舌淡，苔薄白，脉细弱。

【治疗】

1. 处方一（实证）

取穴：阿是穴。

辨证分型：风寒湿阻者加风池、外关；风湿热蕴者加曲池、大椎；痰瘀互结者加丰隆、膈俞。

操作：选取患侧关节周围显露的静脉血管，局部常规消毒后，用消毒三棱针点刺出血，然后用手指挤压出血，直至血色变淡，再用消毒干棉球按压止血。风池、外关等穴常规消毒后用毫针行泻法，留针30分钟。每周治疗2次，10次为1个疗程。

2. 处方二（虚证）

取穴：阿是穴。

辨证分型：肾虚寒凝者加肾俞、命门；肝肾阴虚者加肾俞、肝俞；气血亏虚者加气海、足三里。

操作：常规消毒，在患侧关节局部，用梅花针环形叩刺，重点叩打疼痛最严重或最敏感的部位，至局部微微渗血为度，再用酒精棉球擦净血迹。肾俞、命门、肝俞等穴位常规消毒后用毫针行补法，留针 30 分钟。隔日 1 次，10 次为 1 个疗程。

【临床报道】

43 例患者中，男性 12 例，女性 31 例；年龄最小 10 岁，最大 76 岁；病程最短 2 个月，最长 20 年。均符合 1988 年昆明会议修订的类风湿关节炎诊断标准。

治疗方法：上肢肩关节取肩髃、尺泽，肘关节取曲泽，腕关节取中渚、阳溪，指关节取八邪，下肢髋关节取环跳、委阳，膝关节取足三里、阴陵泉，踝关节取足背穴位，局部选取阿是穴。选取穴位及穴位周围显露的静脉血管，局部常规消毒后，用消毒三棱针针刺放血，血止拔罐约 2 分钟，用碘伏棉球消毒针孔，每周刺血 1 次，治疗 4 次为 1 个疗程，可治疗 3 个疗程。

治疗结果：参考 1988 年中西医结合学会风湿类疾病专业委员会昆明会议修订的疗效评定标准。近期控制，临床症状消失，关节功能恢复，类风湿因子（RF）、红细胞沉降率（ESR）均正常，维持 3 个月以上。显效，关节肿痛明显好转或消失，RF、ESR 滴度降低或正常，但关节肿痛未完全消失。有效，关节肿痛好转。无效，关节肿痛及 RF、ESR 无变化。43 例中近期控制 20 例（46.5%），显效 12 例（27.9%），有效 8 例（18.6%），无效 3 例（7.0%），总有效率 93.0%。

典型病例：李某，女，23 岁，2003 年 10 月 20 日诊。四肢关节肿痛，屈曲不利，功能受限 1 年多，遇寒痛剧，舌质淡苔薄白，脉弦。ESR 每小时 110mm，RF 阳性，X 线片示右手多个指关节改变，符合类风湿关节炎。曾在多家医院用过中西药及激素，疗效不

佳，用刺血疗法治疗 4 次后，四肢关节无肿痛，屈伸自如，症状
消失，RF 阴性，ESR 每小时 15mm 恢复正常。[夏义仁，吴俊 . 刺
血疗法治疗类风湿关节炎 43 例 . 实用中医药杂志，2008, 24(12):
784.]

九、痛风性关节炎

【概述】

痛风性关节炎是由于尿酸盐沉积在关节囊、滑囊、软骨、骨质
和其他组织中而引起病损及炎性反应，多有遗传因素和家族因素，
好发于 40 岁以上的男性，多见于蹰趾的跖趾关节，也可发生于其
他较大关节，尤其是踝部与足部关节。主要表现为关节的剧痛，常
常为单侧突然发生。关节周围组织有明显肿胀、发热、发红和压痛。
血尿酸检查可以确诊。痛风分原发性和继发性两种，病因尚不十分
清楚，突出特点是高尿酸血症和结缔组织结构（特别是软骨、滑膜）
的尿酸钠晶体沉着。属中医学"痹证"范畴。

【诊断标准】（参考国家中医药管理局 1994 年发布的《中医病
证诊断疗效标准》）

(1) 多见于单个趾指关节，卒然红肿疼痛，逐渐痛剧如虎咬，昼
轻夜甚，反复发作。可伴发热、头痛等症。

(2) 多见于中老年男性，可有痛风家族史。常因劳累，暴饮暴食，
吃高嘌呤食物，饮酒及外感风寒等诱发。

(3) 初起可单关节发病，以第一跖趾关节为多见。继则足踝、
跟、手指和其他小关节出现红肿热痛，甚则关节腔可渗液。反复发
作后，可伴有关节周围及耳郭、耳轮及趾、指骨间出现"块瘰"（痛

风石）。

(4) 血尿酸、尿尿酸增高，发作期白细胞总数可增高。

(5) 必要时可进行肾B超探测、尿常规、肾功能等检查，以了解痛风后肾脏病变情况。X线片检查显示：软骨缘邻近关节的骨质有不整齐的穿凿样圆形缺损。

【辨证分型】（参考国家中医药管理局1994年发布的《中医病证诊断疗效标准》）

(1) 湿热蕴结：下肢小关节卒然红肿热痛，拒按，触之局部灼热，得凉则舒。伴发热口渴，心烦不安，溲黄。舌红，苔黄腻，脉滑数。

(2) 瘀热阻滞：关节红肿刺痛，局部肿胀变形，屈伸不利，肌肤色紫暗，按之稍硬，病灶周围或有块瘰硬结，肌肤干燥，皮色暗黧。舌质紫暗或有瘀斑，苔薄黄，脉细涩或沉弦。

(3) 痰浊阻滞：关节肿胀，甚则关节周围漫肿，局部酸麻疼痛，或见"块瘰"硬结不红。伴有目眩，面浮足肿，胸脘痞闷。舌胖质暗，苔白腻，脉缓或弦滑。

(4) 肝肾阴虚：病久屡发，关节痛如被杖，局部关节变形，昼轻夜重，肌肤麻木不仁，步履艰难，筋脉拘急，屈伸不利，头晕耳鸣，颧红口干。舌红少苔，脉弦细或细数。

【治疗】

1. 处方一（实证）

取穴：阿是穴。

辨证分型：湿热蕴结者加曲池、阴陵泉；瘀热阻滞者加大椎、膈俞；痰浊阻滞者加丰隆、阴陵泉。

操作：皮肤常规消毒，选取患病关节处充盈、青紫或怒张之络脉，用三棱针快速点刺1～2下，至出血5～10滴后用消毒干棉球按压针孔、消毒，并贴上创可贴。曲池、阴陵泉等穴常规消毒后用毫针行泻法，留针 30 分钟。一次放血可选 1～2 个点。隔日 1 次，6 次为 1 个疗程，每次选不同点。

2. 处方二（虚证）

取穴：阿是穴、五输穴。

辨证分型：肝肾阴虚者加肝俞、肾俞、三阴交。

操作：患者取仰卧位，对阿是穴（疼痛局部）、五输穴常规消毒，医者右手持消毒好的梅花针以腕力进行叩刺（直接经过患处的经脉及其表里经脉的五输穴重点叩刺）至点状出血；同时左手揉按叩刺部位旁侧皮肤，以减轻局部肌肉痉挛疼痛并促进瘀血排出。肝俞、肾俞、三阴交等穴常规消毒后用毫针行补法，留针 30 分钟。每周 2 次，10 次为 1 个疗程。

3. 处方三

取穴：阿是穴、井穴（病变部位所过）。

辨证分型：湿热蕴结者加曲池、阴陵泉；瘀热阻滞者加大椎、膈俞；痰浊阻滞者加丰隆、阴陵泉。

操作：常规消毒后，用三棱针分别点刺上穴出血，再用手挤压使每穴出血 6～8 滴。隔日 1 次，6 次为 1 个疗程。

【临床报道】

30 例患者均为门诊病例，年龄最长者为 67 岁，最轻者为 45 岁，20 例为男性，10 例为女性，全部病例均经血尿酸浓度检测，均高于正常值。

治疗方法：取患部常规消毒后，用三棱针点刺肿胀之囊部，迅速点刺后挤压，可见有大量白色石灰状物被挤出，直至周围挤压再无渗出物为止，然后给患处消毒加压包扎。

治疗结果：临床治愈，治疗后疼痛消失，红肿消失。好转，治疗后疼痛不明显。无效，治疗后症状无改善。30 例中临床治愈 24 例，好转 6 例，无效 0 例。

典型病例：吕某，患痛风性关节炎 8 年余，好发于左侧第 1 跖趾关节处，偶因进食高嘌呤食物即可诱发本病。初起服用苯溴马隆、秋水仙碱等即可减轻症状，一旦跖趾关节部位尿酸盐蓄积过多即红肿疼痛，经抗炎镇痛效果不理想。经介绍来本科治疗，按上述方法治疗 1 次后疼痛即明显减轻，第 3 天红肿疼痛消失。2 年后复发，又经上述治疗后症状全无。[候雅慧 . 三棱针点刺治疗痛风 30 例 . 针灸临床杂志 , 2000, 16(12):23.]

十、腰肌劳损

【概述】

腰肌劳损，是指腰部肌肉、筋膜与韧带等软组织的慢性损伤，多由于急性腰扭伤未能得到及时而有效的治疗，或反复多次的腰肌轻微损伤等原因而引起。本病好发于成年人，与长期在固定体位或不良姿势下工作有关。属中医学"腰痛"范畴。

【诊断标准】（参考国家中医药管理局 1994 年发布的《中医病证诊断疗效标准》）

(1) 有长期腰痛史，反复发作。

(2) 一侧或两侧腰骶部酸痛不适。时轻时重，缠绵不愈。劳累后加重，休息后减轻。

(3) 一侧或两侧骶棘肌轻度压痛，腰腿活动一般无明显障碍。

【辨证分型】（参考国家中医药管理局 1994 年发布的《中医病

证诊断疗效标准》)

(1) **寒湿型**：腰部冷痛重着，转侧不利，静卧不减，阴雨天加重。舌苔白腻，脉沉。

(2) **湿热型**：痛而有热感，炎热或阴雨天气疼痛加重，活动后减轻，尿赤。舌苔黄腻，脉濡数。

(3) **肾虚型**：腰部酸痛乏力，喜按喜揉，足膝无力，遇劳更甚，卧则减轻，常反复发作。偏阳虚者面色㿠白，手足不温，少气懒言，腰腿发凉，舌质淡，脉沉细。偏阴虚者心烦失眠，咽干口渴，面色潮红，倦怠乏力，舌红少苔，脉弦细数。

(4) **瘀血型**：腰痛如刺，痛有定处，轻则俯仰不便，重则因痛剧不能转侧，拒按。舌质紫暗，脉弦。

【治疗】

1. **处方一**

取穴：阿是穴（腰部压痛点）、相应夹脊穴、背俞穴。

辨证分型：寒湿者加气海、命门；湿热者加曲池、大椎；瘀血者加膈俞、血海；肾虚者加灸肾俞、命门。

操作：患者取俯卧位，背、腰部的肌肉放松，用消毒后的皮肤针在腰部压痛点、相应夹脊穴、背俞穴周围均匀叩刺，力量适中，以皮肤渗血为度，再用闪火法拔罐5～10分钟，拔罐时动作要快，要求用大口玻璃罐，每次拔出的皮肤渗出液、血液以2～3ml为宜。隔日1次，5次为1个疗程。

2. **处方二**

取穴：阿是穴（腰部压痛点）、委中穴（双侧）。

辨证分型：寒湿者加气海、命门；湿热者加曲池、大椎；瘀血者加膈俞、血海；肾虚者加灸肾俞、命门。

操作：常规消毒后，用三棱针快速点刺各穴约 0.2cm 深，刺后立即在该处拔罐，使瘀血尽出凝结后取罐（图 6-3），每穴出血 1～2ml。每周 2 次，5 次为 1 个疗程。

3. **处方三**

取穴：委中穴（双侧）。

辨证分型：寒湿者加气海、命门；湿热者加曲池、大椎；瘀血者加膈俞、血海；肾虚者加灸肾俞、命门。

▲ 图 6-3　点刺委中穴

操作：患者站立位，局部皮肤常规消毒后，选用三棱针一枚，左手拇指压在被刺部位下端，右手持三棱针对准委中部青紫脉络处与局部皮肤成60°，斜刺入脉中后迅速将针退出，使瘀血流出。可使用消毒棉球轻轻按压静脉上端，以助瘀血排出。待出血自行停止后，再用消毒干棉球按压针孔，最后以创可贴保护针孔，以防感染。每周2次，5次为1个疗程。

【临床报道】

所选32例患者均为我所门诊病例，其中男性9例，女性23例；年龄最小34岁，最大79岁；头痛者15例，肩背痛者6例，腰腿痛者11例；病程最短2天，最长10年，以1个月内者居多。

治疗方法：主穴为阿是穴，头痛者加印堂、头维、百会、太阳、晕听区等，肩背痛者配肩髃、肩井、天宗、肩中俞等，腰腿痛者配大肠俞、次髎、环跳、委中等。每例患者治疗时除主穴外，再依病情选1～2个配穴。患者取坐位或卧位，对选用穴位进行常规消毒后，用消毒弹簧刺血针或三棱针对准穴位快速点刺0.1～0.3cm，再轻揉挤压针刺周围皮肤，令每穴出血3～5滴，最多可至十余滴。对肌肉较丰满之处，可于点刺后立即拔罐，令其出血。剧痛及体壮者放血量宜多，反之宜少。另根据病情需要可配合中药或经络按摩。每日治疗1次，连续治疗5天后休息2天，再连续治疗5天，为1个疗程。1个疗程后统计疗效。

治疗结果：显效，疼痛消失或基本消失，相关症状减轻。好转，疼痛减轻，相关症状亦减轻。无效，临床表现无改善者。32例患者中，经治后显效17例，占53.13%；好转13例，占40.63%；无效2例，占6.25%。总有效率为93.75%。

典型病例：陈某，男，34岁，汽车修理工，1997年6月4日初诊。因左侧腰骶部疼痛 3 年，加重 1 周前来求治。腰骶部酸胀疼痛，俯仰活动时疼痛显著，以左侧为甚，3 年来反复发作，工作劳累时加重，休息后稍减，遇阴雨天疼痛加剧。否认有外伤史。查体：左侧第 3 腰椎横突处及两侧骶脊肌压痛明显，肌肉痉挛性强直。舌暗红，苔白微腻。西医诊断：慢性腰肌劳损；中医诊断：痹证（辨证为寒凝气滞，经脉瘀阻）。立治法为放血通络，散寒止痛。取阿是穴、双侧委中穴，常规消毒后，用三棱针快速点刺各穴约 0.2cm 深，刺后立即在该处拔罐，放血 1～2ml。第一次治疗后即感胀痛明显减轻，再连续治疗 4 次，疼痛告愈。随访 2 年，未见复发。[周厚强 , 杨登秀 . 刺络放血为主治疗痛症 32 例 . 成都中医药大学学报 , 1999, 22(1):37.]

十一、腰椎间盘突出症

【概述】

腰椎间盘突出症，是因腰椎间盘变性、纤维环破裂、髓核突出刺激，或压迫神经根、马尾神经所表现的一种综合征。表现为腰痛，向下肢放射，或间歇性跛行，腰部变直或侧弯，活动部分受限，腰及坐骨神经行径压痛，直腿抬高试验阳性，足背皮肤感觉减退，伸肌力减退或跟腱反射减弱，少数有肌肉瘫痪。属中医学"腰痛""腰腿痛"范畴。

【诊断标准】（参考国家中医药管理局 1994 年发布的《中医病证诊断疗效标准》）

(1) 有腰部外伤、慢性劳损或受寒湿史。大部分患者在发病前有慢性腰痛史。

(2) 常发生于青壮年。

(3) 腰痛向臀部及下肢放射，腹压增加（如咳嗽、喷嚏）时疼痛加重。

(4) 脊柱侧弯，腰生理曲度消失，病变部位椎旁有压痛，并向下肢放射，腰活动受限。

(5) 下肢受累神经支配区有感觉过敏或迟钝，病程长者可出现肌肉萎缩。直腿抬高或加强试验阳性，膝、跟腱反射减弱或消失，踇趾背伸力减弱。

(6) X 线检查可见脊柱侧弯，腰生理前凸消失，病变椎间盘可能变窄，相邻边缘有骨赘增生。CT 检查可显示椎间盘突出的部位及程度。

【辨证分型】（参考国家中医药管理局 1994 年发布的《中医病证诊断疗效标准》）

(1) 血瘀证：腰腿痛如刺，痛有定处，日轻夜重，腰部板硬，俯仰旋转受限，痛处拒按。舌质暗紫，或有瘀斑，脉弦紧或涩。

(2) 寒湿证：腰腿冷痛重着，转侧不利，静卧痛不减，受寒及阴雨加重，肢体发凉。舌质淡，苔白或腻，脉沉紧或濡缓。

(3) 湿热证：腰部疼痛，腿软无力，痛处伴有热感，遇热或雨天痛增，活动后痛减，恶热口渴，小便短赤。苔黄腻，脉濡数或弦数。

(4) 肝肾亏虚：腰酸痛，腿膝乏力，劳累更甚，卧则减轻。偏阳虚者面色㿠白，手足不温，少气懒言，腰腿发凉，或有阳痿、早泄，妇女带下清稀，舌质淡，脉沉细。偏阴虚者，咽干口渴，面色潮红，倦怠乏力，心烦失眠，多梦或有遗精，妇女带下色黄味臭，舌红少苔，脉弦细数。

【治疗】

1. **处方一**

取穴：阿是穴（腰部压痛点）、患侧下肢足太阳膀胱经或足少阳胆经。

辨证分型：气滞血瘀者加膈俞、太冲；湿热内蕴者加阴陵泉、曲池；寒湿闭阻者加灸肾俞、命门。

操作：腰部疼痛采用梅花针雀啄样叩刺，用力宜均匀，以患处皮肤潮红渗血如珠为度，叩刺后用闪火法拔罐，每次留罐 5～10 分钟。下肢麻木感单用梅花针对患侧下肢足太阳经或足少阳经循经叩刺，使用手腕之力，将针尖垂直叩打在皮肤上，并立即提起，反复进行，以局部皮肤隐隐出血为度（图 6-4 和图 6-5）。隔日 1 次，5 次为 1 个疗程。

2. **处方二**

取穴：委中穴。

辨证分型：气滞血瘀者加膈俞、太冲；湿热内蕴者加阴陵泉、曲池；寒湿闭阻者加灸肾俞、命门。

操作：取患者站立位，皮肤常规消毒后，选用三棱针一枚，左手拇指压在被刺部位下端，右手持三棱针对准委中部青紫脉络处与局部皮肤成 60°，斜刺入脉中后迅速将针退出，使瘀血流出。可使用消毒棉球轻轻按压静脉上端，以助瘀血排出。待出血自行停止后，再用消毒干棉球按压针孔，最后以创可贴保护针孔，以防感染（图 6-6）。每周 2 次，4 次为 1 个疗程。

3. **处方三**

取穴：阿是穴、病变腰椎间盘相应节段双侧夹脊穴。

操作：局部常规消毒，以三棱针点刺放血，单日根据椎间盘突

▲ 图 6-4 叩刺下肢足太阳膀胱经

▲ 图 6-5 叩刺下肢足少阳胆经

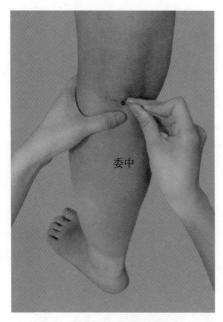

▲ 图 6-6　点刺委中穴

出部位选病变椎间盘两侧的夹脊穴点刺，双日在患侧腰椎棘突旁压
痛点点刺，然后用闪火法将消毒后的玻璃罐吸附于出血部位，留罐
5～10 分钟，取罐后用消毒棉球擦净创面。每日 1 次，每周连续治疗
5 天，共治疗 2～3 周。

4. **处方四**

取穴： 腰骶段督脉（重点在腰阳关或十七椎）、病变腰椎间盘相
应节段双侧夹脊穴、委中穴。

操作： 常规消毒后，用单头梅花针叩刺。疼痛明显时用重叩
手法叩至皮肤微出血，症状改善后用轻叩手法叩至皮肤潮红，叩
刺后用闪火法在上述叩刺部位拔罐，5～10 分钟后起罐（图 6-7 和

图 6–8)。隔日 1 次，10 次为 1 个疗程，疗程间休息 3～5 天，治疗 1～2 个疗程。

悬枢 ▲
命门 ▲
　　　 ▲
腰阳关 ▲

▲ 图 6-7　叩刺腰骶部督脉

【临床报道】

本组 46 例患者均为门诊病例。男性 24 例，女性 22 例；年龄最小 28 岁，最大 55 岁；发病最短 1.5 小时，最长 4 天；其中 $L_{4～5}$ 椎间盘突出者 20 例，$L_5～S_1$ 椎间盘突出者 16 例，$L_{4～5}$、$L_5～S_1$ 椎间盘同时突出者 9 例，$L_{3～4}$ 椎间盘突出者 1 例。

诊断标准：依据国家中医药管理局颁发的《中医病证诊断疗效标准》中的有关标准拟定，所有患者均诊断为腰椎间盘突出症。症状为腰部疼痛，或腰部疼痛伴有一侧或两侧臀腿疼痛或有麻木。疼

▲ 图 6-8　叩刺委中穴

痛轻者可自行行走，重者搀扶而来。体征为腰椎间盘突出处脊上韧带和椎旁压痛阳性，或有直腿抬高试验及加强试验阳性（不足 60°）。

　　纳入标准： 参照 1994 年国家中医药管理局发布的《中医病证诊断疗效标准》。①符合中医穴腰腿痛或痹证诊断，西医诊断为腰椎间盘突出症。② CT 或 MRI 确诊为腰椎间盘突出或膨出，不伴有椎管狭窄者。③年龄等于或小于 60 岁，男女均可。④素有慢性腰痛或腰腿痛史。⑤此次或因腰部用力不当，或因腰部受凉而发作。

　　排除标准： ①不符合腰椎间盘突出症诊断者，如腰椎椎管狭窄症等所致的腰腿痛。②反复发作患者，正处于缓解期，腰腿痛症状不明显者。③有严重高血压、心脏病者。④妊娠或哺乳期妇女。

　　治疗方法：主穴为委中。背腰部局部拔罐，留罐 5～10 分钟。再根据病情用三棱针在一侧或两侧委中穴放血 0.5～0.8ml。

　　治疗结果：参照中华骨科学会脊柱学组腰背疼痛评定标准拟定，本文探讨的疗效是以即时疗效为观察指标。即时疗效的时间界定为完成首次治疗时至 3 小时之内。即时有效，首次治疗完成时至 3 小时以内，腰腿痛消失或减轻。即时无效，首次治疗完成时至 3 小时以内，腰腿痛、行走受限如前。46 例中有效 39 例，无效 7 例，有效率 84.9%。

　　典型病例：张某，女，32 岁，2005 年 10 月 8 日就诊。患者晨起因腰部用力不当而再发急性腰痛，腰部疼痛，扶腰行走，不能弯腰，$L_{4\sim5}$ 脊上韧带和椎旁压痛阳性，直腿抬高试验及加强试验阴性。曾于 2005 年 5 月 MRI 检查示：$L_5\sim S_1$ 椎间盘膨出，神经根未受压。腰部局部拔罐，留罐 5～10 分钟，然后在左侧委中穴放血 0.6ml。治疗结束后，患者即感到腰腿部轻松如未发病。[付明举，吴华青 . 委中放血对腰椎间盘突出症急性发作即时疗效观察 . 甘肃中医，2008，21(1):42.]

十二、急性腰扭伤

【概述】

　　急性腰扭伤，是指腰部肌肉、筋膜、韧带等软组织因外力作用突然受到过度牵拉而引起的急性撕裂伤，常发生于搬抬重物、腰部肌肉强力收缩时。本病好发于青壮年体力劳动者，也是部队常见的训练伤。以腰部疼痛及活动受限为主要表现，中医学称为"闪腰""岔气"。

【诊断标准】（参考国家中医药管理局 1994 年发布的《中医病证诊断疗效标准》）

(1) 有腰部扭伤史，多见于青壮年。

(2) 腰部一侧或两侧剧烈疼痛，活动受限，不能翻身、坐立和行走，常保持一定强迫姿势，以减少疼痛。

(3) 腰肌和臀肌痉挛，或可触及条索状硬结，损伤部位有明显压痛点，脊柱生理弧度改变。

【辨证分型】[参考 2002 年《中药新药临床研究指导原则》（试行）]

(1) 湿热痹阻：腰骶疼痛，脊背疼痛，腰脊活动受限，晨僵，发热，四肢关节红肿热痛，目赤肿痛，口渴或口干不欲饮，肢体困重，大便干，溲黄。舌红，苔黄或黄厚腻，脉滑数。

(2) 寒湿痹阻：腰骶疼痛，脊背疼痛，腰脊活动受限，晨僵遇寒加重，遇热减轻。四肢关节冷痛，肢体困重。舌淡，苔白或水滑，脉弦滑。

(3) 瘀血痹阻：腰骶疼痛，脊背疼痛，腰脊活动受限，晨僵，疼痛夜重，或刺痛。肌肤干燥少泽。舌暗或有瘀斑，脉沉细或涩。

(4) 肾阳亏虚：腰及脊背疼痛，活动受限，晨僵，局部冷痛，畏寒喜暖，手足不温，足跟痛。精神不振，面色不华，腰膝酸软，阳痿，遗精。舌淡，苔白，脉沉细。

(5) 肝肾不足：腰骶及脊背疼痛，活动受限，晨僵，局部酸痛，眩晕耳鸣，腰膝酸软，足跟痛。肌肉瘦削，盗汗，手足心热。舌红，苔少或有剥脱，脉沉细或细数。

【治疗】

1. 处方一（实证）

取穴：督脉、督脉两侧夹脊穴。

辨证分型：湿热痹阻者加曲池、大椎；寒湿痹阻者加风池、大椎；瘀血痹阻者加膈俞、血海。

操作：常规消毒后，用梅花针轻度叩刺督脉与督脉两侧夹脊穴3~5分钟，至局部隐隐出血，再用闪火法拔罐，留罐5~10分钟，起罐后用酒精棉球擦净血迹（图6-9）。曲池、大椎等穴常规消毒后用毫针行泻法，隔日1次，10次为1个疗程，休息5~7天后开始下一个疗程。

▲ 图6-9　叩刺督脉与夹脊穴

2. **处方二（虚证）**

取穴：腰阳关、脊柱关节阿是穴。

辨证分型：肾阳亏虚者加肾俞、命门；肝肾不足者加肝俞、肾俞、三阴交。

操作：以上穴位每次选取2～4个。常规消毒后，用梅花针轻度叩刺所选穴位3～5分钟，重点叩刺阿是穴，至局部隐隐出血，再用闪火法拔罐，留罐5～10分钟，起罐后用酒精棉球擦净血迹。隔日1次，10次为1个疗程，休息5～7天后开始下一个疗程。

【临床报道】

本组95例中男性60例，女性35例；年龄17—70岁，平均42岁；患者均有腰部扭伤史；腰部一侧或两侧剧烈疼痛，活动受限，不能翻身，坐立或行走时，保持一定强迫姿势，以减少疼痛；检查可见局部腰肌或臀肌痉挛，或可触及条索状硬物，损伤部位有明显压痛点，脊柱生理弧度改变。

治疗方法：患者俯卧位，腰部压痛处常规消毒，用三棱针正对压痛点迅速刺入皮肤0.5～1分，并迅速退针，使血液自动流出，若流出不畅，则在针刺处拔火罐，吸出血液3～5ml，若血流较多可用棉球压迫止血，针孔以创可贴覆盖。共刺3～5针。然后再在患者双侧腘窝静脉结节处进行上述操作。起针后嘱患者进行腰部前屈、后伸、旋转运动数次。隔日治疗1次。

治疗结果：痊愈，疼痛消失，活动正常；有效，疼痛减轻，功能活动改善；无效，症状无改善。本组经治疗痊愈70例，有效19例，无效6例，总有效率93.7%。

体会：急性腰扭伤多因腰部筋脉损伤，气滞血瘀，且多为新病，属实证。伤后局部瘀血，经络受阻，致局部疼痛，活动受限。在压痛点放血，使局部瘀血得泻，泻出某些致痛物质，减轻对末梢神经的刺激和压迫。腘窝为足太阳膀胱经循行之处，放血可通络行气，气行血行，从而迅速止痛。[张光磊 . 三棱针刺血治疗急性腰扭伤 95 例 . 中国民间疗法 , 2003, 11(11):10–11.]

十三、强直性脊柱炎

【概述】

强直性脊柱炎是一种免疫系统疾病，以侵犯中轴关节及四肢大关节为主，并常波及其他关节及内脏，可造成人体畸形及残疾，多见于青少年，男性多见。其早期病理表现为韧带、肌腱及关节囊附着部慢性无菌性炎症和滑膜炎；中晚期关节囊和韧带纤维钙化、骨化，关节间隙变窄，甚至融合。本病属中医学"顽痹""筋痹"范畴。

【诊断标准】（参照 1988 年昆明全国中西医结合风湿类疾病学术会议标准）

(1) 腰痛和腰僵 3 个月以上，休息不缓解。

(2) 骶髂关节正斜位片双侧骶髂关节边缘模糊，并稍致密，关节间隙加宽。

(3) 脊柱活动功能部分受限。

(4) 红细胞沉降率加快，HLAB–27 阳性。

(5) 腰椎 X 线显示：椎小关节正常或关节间隙改变。只要具备前两项，诊断即可确立，每增加 1 项，则诊断更确切。

【辨证分型】[参考 2002 年《中药新药临床研究指导原则》（试行）]

(1) 湿热痹阻：腰骶疼痛，脊背疼痛，腰脊活动受限，晨僵，发热，四肢关节红肿热痛，目赤肿痛，口渴或口干不欲饮，肢体困重，大便干，溲黄。舌红，苔黄或黄厚腻，脉滑数。

(2) 寒湿痹阻：腰骶疼痛，脊背疼痛，腰脊活动受限，晨僵遇寒加重，遇热减轻，四肢关节冷痛，肢体困重。舌淡，苔白或水滑，脉弦滑。

(3) 瘀血痹阻：腰骶疼痛，脊背疼痛，腰脊活动受限，晨僵，疼痛夜重，或刺痛。肌肤干燥少泽。舌暗或有瘀斑，脉沉细或涩。

(4) 肾阳亏虚：腰骶疼痛，脊背疼痛，腰脊活动受限，晨僵，局部冷痛，畏寒喜暖，手足不温，足跟痛，精神不振，面色不华，腰膝酸软，阳痿，遗精。舌淡，苔白，脉沉细。

(5) 肝肾不足：腰骶疼痛，脊背疼痛，腰脊活动受限，晨僵，局部酸痛，眩晕耳鸣，腰膝酸软，足跟痛。肌肉瘦削，盗汗，手足心热。舌红，苔少或有剥脱，脉沉细或细数。

【治疗】

1. 处方一（实证）

取穴：督脉、督脉两侧夹脊穴。

辨证分型：湿热痹阻者加曲池、大椎；寒湿痹阻者加风池、大椎；瘀血痹阻者加膈俞、血海；肾阳亏虚者加肾俞、命门；肝肾不足者加肝俞、肾俞、三阴交。

操作：常规消毒后，用梅花针轻度叩刺督脉与督脉两侧夹脊穴3~5分钟，至局部隐隐出血，再用闪火法拔罐，留罐5~10分钟，起罐后用酒精棉球擦净血迹（图6-10）。隔日1次，10次为1个疗程，休息5~7天后开始下一个疗程。

大椎

华佗夹脊穴

腰阳关

▲ 图 6-10　叩刺督脉及夹脊穴

2. 处方二

取穴：大椎、身柱、陶道、灵台、至阳、筋缩、腰阳关、命门、悬枢、脊中、脊柱关节阿是穴。

辨证分型：湿热痹阻者加曲池、大椎；寒湿痹阻者加风池、大椎；瘀血痹阻者加膈俞、血海；肾阳亏虚者加肾俞、命门；肝肾不足者加肝俞、肾俞、三阴交。

操作：以上穴位每次选取 2～4 个。常规消毒后，用梅花针轻度叩刺所选穴位 3～5 分钟，重点叩刺阿是穴，至局部隐隐出血，再用闪火法拔罐，留罐 5～10 分钟，起罐后用酒精棉球擦净血迹（图 6-11）。隔日 1 次，10 次为 1 个疗程，休息 5～7 天后开始下一个疗程。

大椎
陶道 ▲
身柱 ▲
灵台 ▲
至阳 ▲
筋缩 ▲
脊中 ▲
悬枢 ▲
命门 ▲
腰阳关 ▲

▲ 图 6-11　叩刺督脉腧穴

3. 处方三

取穴：大椎、命门、腰俞、华佗夹脊穴、阿是穴。

辨证分型：湿热痹阻者加曲池、大椎；寒湿痹阻者加风池、大椎；瘀血痹阻者加膈俞、血海；肾阳亏虚者加肾俞、命门；肝肾不足者加肝俞、肾俞、三阴交。

以上穴位每次选取 4 个，常规消毒后，用三棱针点刺出血，于针口处拔火罐 5～10 分钟，起罐后用酒精棉球擦净血迹（图 6-12 和图 6-13）。每周 2 次。

【临床报道】

所选 83 例中住院患者 23 例，门诊 60 例，均符合 1984 年美国

▲ 图 6-12　点刺大椎、命门、夹脊穴

▲ 图 6-13　点刺腰俞穴

风湿病学会制订的强直性脊柱炎（AS）诊断标准。按就诊顺序随机分为治疗组 43 例和对照组 40 例。治疗组中，男性 34 例，女性 9 例；年龄 14—45 岁，平均 26.4 岁；病程 1 年以内 21 例，1～5 年 17 例，5 年以上 5 例；病情分期，根据骶髂关节 X 线片和 CT 分早期 16 例，中期 23 例，晚期 4 例。对照组中，男性 33 例，女性 7 例；年龄 13—44 岁，平均 27.1 岁；病程 1 年以内 23 例，1～5 年 14 例，5 年以上 3 例；病情分期，早期 13 例，中期 24 例，晚期 3 例。两组在性别、年龄、病情轻重程度等方面均无明显差异，具有可比性。

治疗方法：治疗组用温针灸疗法和刺络放血疗法。温针灸治疗取大椎、至阳、筋缩、脊中、命门、阳关、腰俞、阳陵泉、华佗夹脊穴（第 1 胸椎至第 5 腰椎）、阿是穴。用 1.5 寸毫针采用平补平泻手法，阿是穴采用泻法，并加艾灸。每日 1 次，8 次为 1 个疗程，共 3 个疗程。刺络放血治疗取大椎、命门、腰俞、华佗夹脊穴、阿是穴，每次选取 4 个穴位，以三棱针刺破，于针口加拔火罐。每周 2 次。对照组予保泰松片，每次 0.2g，每日 3 次，饭后服用，并对症治疗。共治疗 2 个月。

治疗结果：显效，腰背疼痛、晨僵、骶髂关节压痛等症状及体征消失，俯仰活动基本恢复，X 线显示骶髂关节侵蚀减少或 HLA-B27 检测阴性，停止治疗后 3 个月以上不复发。有效，经治疗上述症状及体征有不同程度好转，停止治疗后诸症无加重。无效，经治疗 3 个月以上，各项指标无明显改善。对照组有效率为 55%，治疗组有效率为 86.0%。两组疗效比较有显著性差异。[李洵 . 温针及刺络放血治疗强直性脊柱炎 43 例 . 针灸临床杂志，2005, 21(5): 53.]

十四、急性踝关节扭伤

【概述】

急性踝关节扭伤，是指在剧烈运动或因外力作用下引起踝关节周围的韧带等软组织损伤，临床多表现为足部踝关节肿痛、皮肤青紫、关节活动受限等。属中医学"伤筋"范畴。

【诊断标准】（参考国家中医药管理局 1994 年发布的《中医病证诊断疗效标准》）

(1) 有明确的踝部外伤史。

(2) 损伤后踝关节即出现疼痛，局部肿胀，皮下瘀斑，伴跛行。

(3) 局部压痛明显，若内翻扭伤者，将足做内翻动作时，外踝前下方剧痛；若外翻扭伤者，将足做外翻动作时，内踝前下方剧痛。

(4) X 线摄片检查未见骨折。

【辨证分型】（参考国家中医药管理局 1994 年发布的《中医病证诊断疗效标准》）

(1) 气滞血瘀：损伤早期，踝关节疼痛，活动时加剧，局部明显肿胀及皮下瘀斑，关节活动受限。舌红边瘀点，脉弦。

(2) 筋脉失养：损伤后期，关节持续隐痛，轻度肿胀，或可触及硬结，步行无力。舌淡，苔薄，脉弦细。

【治疗】

1. 处方一（实证）

取穴：阿是穴。

辨证分型：气滞血瘀证加膈俞、太冲。

操作：患者坐位，取踝关节肿胀或疼痛最明显的部位，酒精棉球常规消毒后，用三棱针快速点刺出血，挤出少量血液。若受伤部位面积较大，可用闪火法拔罐 5～10 分钟，尽量拔出瘀血。隔日 1次，肿胀基本消退时，即停止放血。膈俞、太冲穴常规消毒后用毫针行泻法，留针 30 分钟。隔日 1 次。

2. 处方二（虚证）

取穴：阿是穴。

辨证分型：筋脉失养者加足三里、昆仑。

操作：患处常规消毒后，用梅花针重叩，以皮肤出血如珠为度，然后迅速加拔小号火罐，停止出血后即起罐，并用酒精棉球清洁皮肤。隔日 1 次，肿胀基本消退时，即停止放血。配合足三里、昆仑，艾灸治疗。

【临床报道】

15 例患者中，男性 12 例，女性 3 例，年龄最大的 50 岁，最小的 18 岁，病程最短 2 小时，最长 1 周。临床表现为踝关节活动受限，局部肿胀、瘀血。

治疗方法：患者平卧或坐位，于踝关节肿胀瘀血最明显的部位酒精棉球常规消毒，用三棱针成锥形点刺出血，迅速以闪火法拔罐约 15 分钟，尽量拔出瘀血，然后左手握足跟部，右手握足前部与患者对拉，踝关节尽量背屈，边牵拉，边活动踝关节，有"咔嗒"的响声，牵拉 5 分钟。治疗 1 次后肿胀疼痛明显减轻。首次治疗结束后，嘱患者休息，踝关节进行功能性活动。以后只做牵拉治疗，每日 1 次。

治疗结果：痊愈，症状、体征消失，踝关节活动自如。15 例全部治愈。其中 2 次治愈 5 例，3～5 次治愈 8 例，7 次治愈 2 例。

体会：络刺（放血）疗法有开窍泻热、活血消肿、通经活络的作用，拔罐可温通经络、行气活血止痛，同时能加强刺络效果，牵拉踝关节可使扭伤的踝关节复位，故刺络、拔罐能很快改善踝关节扭伤症状，此法操作简单，奏效快，痛苦小，便于临床推广应用。[孔建国,曹子连.络刺拔罐牵拉治疗急性踝关节扭伤.针灸临床杂志, 2000, 16(10):44.]

第7章 五官科疾病

一、结膜炎

【概述】

结膜炎，是指由于化学、物理等因素刺激或微生物侵犯而发生的眼结膜炎症反应，是一种传染性很强的疾病。有急性和慢性之分，急性结膜炎发生于春秋季节，经常用手揉搓眼睛，经细菌感染便会引发此病。此外亦可能因各种病毒感染，造成流行性结膜炎，夏天时游泳池往往是此类病毒的温床。流行性结膜炎一般需1～2周才可痊愈，表现为结膜充血发红，俗称"红眼病"。发病迅速，眼球结膜红肿，分泌物过多，灼热，畏光，急骤发病，易于传染。慢性结膜炎多由急性结膜炎失治转变而成，结膜变厚，表面呈丝绒状，眼痒，干涩，灼热，畏光，易疲劳。属中医学"天行赤眼""暴风客热""目痒"等范畴。

【诊断标准】（参考中华人民共和国卫生部1997年发布的《中药新药临床研究指导原则》第三辑）

1. 流行性出血性结膜炎

临床表现：此病是由于微小核糖核酸病毒组中的肠道病毒70型所感染。潜伏期短，8～48小时，多数于接触后24小时内发病，常为双眼。传染性强，极易传播。患眼有异物感，甚至疼痛，并有畏光、流泪，分泌物为水样；眼睑红肿，睑结膜有显著滤泡增生；球结膜常有点片状出血，通常青年人出血倾向明显，老年人水肿倾向明显；病初角膜上皮常有点状剥脱，荧光素着色；耳前淋巴结肿大，自然病程约7天。婴幼儿一般不患本病，即使感染，症状也轻微。少数病例在结膜炎症消退后1周左右发生类似小儿麻痹样下肢运动麻痹。

细胞学检查：睑结膜刮片检查，圆柱状细胞减少，淋巴细胞增加，单核细胞增多。

裂隙灯显微镜检查：角膜荧光素染色部分病例阳性。

2. **流行性角结膜炎**

临床表现：本病由腺病毒8型、19型及37型感染所致，潜伏期为5～7天，常为一眼先发或先后发病。自觉有异物感，流泪，畏光，分泌物少，且为水样；眼睑红肿，滤泡在睑结膜及下穹隆部增生较多，球结膜充血与水肿，耳前淋巴结肿大并有压痛；5～6天后急性结膜炎逐渐消退，角膜发生点状浸润，为数个至数十个，散在于上皮层下间，不发展为溃疡；2～3周后炎症消失，点状角膜混浊多在半年内消失。常伴有上呼吸道感染症状。成人多呈急性滤泡性结膜炎的症状，婴幼儿患者其结膜常有假膜，多不发生浅层点状角膜炎。

细胞学检查：分泌物涂片检查，含大量单核细胞；睑结膜刮片细胞学检查，圆柱状细胞减少，淋巴细胞数增加。

裂隙灯显微镜检查：角膜荧光素染色呈点状着色。

【**辨证分型**】（参考国家中医药管理局1994年发布的《中医病证诊断疗效标准》）

(1) 风重于热：胞睑微红，白睛红赤，痒涩并作，羞明多泪，伴见头痛鼻塞，恶风发热。舌红，苔薄白，脉浮数。

(2) **热重于风**：胞睑红肿，白睛红赤壅肿，热泪如汤。或眵多胶结，怕热畏光，口干溺黄。舌红，苔黄，脉数。

(3) **风热俱盛**：胞睑红肿，白睛红赤壅肿，睑内面或有伪膜。患眼沙涩，灼热，疼痛。舌红，苔黄，脉数。

【治疗】

1. **处方一**

取穴：太阳、耳尖（单眼感染取患侧穴位，双眼感染取双侧穴位）。

辨证分型：风重于热者加风池；热重于风者加大椎、曲池；风热俱盛者加曲池、风池。

操作：太阳穴用三棱针点刺出血，然后拔罐1～3分钟。耳尖穴以三棱针快速点刺2～3下，再用手挤压出血，待血色变淡时，用消毒干棉球按压针孔止血。若单眼患病，放血时要取患侧耳尖穴；若双眼皆有病，则双侧耳尖穴均需放血（图7-1和图7-2）。一般上述两法单用、合用均可，每日1次，连续1～3次。

2. **处方二**

取穴：耳尖及耳背静脉明显处。

操作：先用手轻轻揉搓使耳郭充血，局部常规消毒后，三棱针点刺耳尖及（或）耳背静脉明显处出血，再用手挤压出血，待挤出之血颜色变淡时，用消毒干棉球按压针孔止血（图7-2和图7-3）。患左取左，患右取右，双眼都患病取双侧。每日治疗1次。

【临床报道】

本组35例均为门诊病例，其中男性19例，女性16例，年龄最小5岁，最大61岁，病程最短1天，最长3天，单眼发病7例，双

▲ 图 7-1　点刺太阳穴

▲ 图 7-2　点刺耳尖穴

耳背静脉

▲ 图 7-3　点刺耳背静脉

眼发病 28 例。

治疗方法：取双侧耳尖、目 1、目 2、眼点。患者取坐位，常规消毒后，左手持三棱针在耳尖上快速点刺后，用手挤压放血 3～5 滴。双侧目 1、目 2、眼点用 28 号 0.5 寸毫针直刺 0.2～0.3 寸，用泻法，每日 1 次。

治疗结果：痊愈，眼结膜充血消失，眼睑红肿及脓性分泌物减少，眼部刺激症状消失。有效，眼结膜充血，眼睑红肿减轻，分泌物减少，眼部刺激症状减轻。无效，眼部诸症无明显改变。35 例中 1 次治愈 11 例，2 次治愈 17 例，3 次治愈 7 例。

典型病例：王某，女，32 岁，2003 年 9 月 13 日就诊。患者诉双目红肿痛涩难睁，畏光流泪眵多，恶寒头痛 1 天。体查：双眼脸红肿，结膜充血，眵多黏稠，口苦咽干，小便短赤，舌质红，苔薄黄，脉浮数。按上法治疗结束后，患者即感眼睛舒适，当日症状减半，次日又依上法治疗 1 次，痊愈。

体会： 耳尖是经外奇穴，放血疗法善泻头面风热所致郁火，目 1、目 2 及眼点是治疗眼疾的要穴。诸穴配合可达到泻火解毒，活血通络之功效。[钱月萍 . 针刺放血治疗急性结膜炎 35 例 . 福建中医学院学报 , 2005, 15（增刊）:117.]

二、睑腺炎

【概述】

睑腺炎又称麦粒肿，指睑腺急性化脓性炎症，临床以疼痛、肿胀、多泪为特点。按其发病部位分外睑腺炎与内睑腺炎，外睑腺炎的炎症反应主要位于睫毛根部的睑缘处，开始时红肿范围较弥散，但以棉签头部等细棍样物进行触诊时，可发现有明显压痛的硬结，患者疼痛剧烈，同侧耳前淋巴结肿大和压痛。如果外睑腺炎邻近外眦角时，疼痛特别明显，还可引起反应性球结膜水肿。内睑腺炎局限于睑板腺内，肿胀比较局限，患者疼痛明显，病变处有硬结，触之压痛，睑结膜面局限性充血、肿胀。属中医学"针眼"范畴。

【诊断标准】（参考国家中医药管理局 1994 年发布的《中医病证诊断疗效标准》）

(1) 初起胞睑痒痛，睑弦微肿，按之有小硬结，形如麦粒，压痛明显。

(2) 局部红肿疼痛加剧，逐渐成脓，起于睑弦者在睫毛根部出现脓点，发于睑内者，睑内面出现脓点，破溃或切开排出脓后，症情随之缓解。

(3) 严重针眼，胞睑漫肿，皮色暗红，可伴有恶寒发热，耳前常有瘰核，发于外眦部，每易累及白睛浮肿，状如鱼胞。

(4) 本病有反复发作和多发倾向。

【辨证分型】（参考国家中医药管理局 1994 年发布的《中医病证诊断疗效标准》）

(1) 风热外袭：针眼初起，痒痛微作，局部硬结，微红微肿，触痛明显。苔薄黄，脉浮数。

(2) 热毒炽盛：胞睑红肿疼痛，有黄白色脓点，或见白睛壅肿，口渴便秘。舌红，苔黄或腻，脉数。

(3) 热毒内陷：胞睑肿痛增剧，伴见头痛，身热，嗜睡，局部皮色暗红不鲜，脓出不畅。舌质绛，苔黄糙，脉洪数。

(4) 脾虚湿热：针眼屡发，面色少华，多见于小孩，偏食，便结。舌质红，苔薄黄，脉细数。

【治疗】

1. 处方一

取穴：耳尖。

辨证分型：风热外袭者加风池；热毒炽盛者加曲池；热毒内陷者加大椎、水沟；脾虚湿热者加三阴交、阴陵泉。

操作：取患侧耳尖穴，术者先用拇、食指将耳尖部推擦揉捻至发热充血，再将耳郭由后向前对折，取准耳尖穴，常规消毒后，用小号三棱针迅速点刺，挤出鲜血 5～10 滴，再用消毒干棉球按压止血（图 7-4）。每日 1 次。

耳尖

▲ 图7-4　点刺耳尖穴

2. 处方二

取穴：太阳、耳尖（单眼感染取患侧穴位，双眼感染取双侧穴位）。

辨证分型：风热外袭者加风池；热毒炽盛者加曲池；热毒内陷者加大椎、水沟；脾虚湿热者加三阴交、阴陵泉。

操作：太阳穴用三棱针点刺出血，然后拔罐3～5分钟。耳尖穴以三棱针快速点刺2～3针，再用手挤压出血，待挤出之血颜色变淡时，用消毒干棉球按压针孔止血（图7-4和图7-5）。若单眼患病，放血时要取患侧耳尖穴；若双眼皆患病，则双侧耳尖穴均需放血。一般上述两法单用、合用均可，每日1次，连续1～3次。

▲ 图 7-5 点刺太阳穴

3. **处方三**

取穴：眼睑患处、耳尖、曲池。

操作：患者取坐位，闭上眼睛。常规消毒后，医者左手轻轻捏起眼睑皮肤，右手持小号三棱针，针尖对准红肿硬结处向上挑刺（以防刺到眼珠），略见出血，用消毒纱布轻轻挤压，让其流出毒血片刻，每次挑治 1 个红肿硬结处。眼睑患处挑刺后，再在耳尖、曲池各点刺放血 5～10 滴，然后用消毒棉球擦去血迹并按压针孔（图 7-4 和图 7-6）。隔日 1 次，3 次为 1 个疗程。

4. **处方四**

取穴：耳尖穴（患侧）、肝俞。

操作：耳尖穴及肝俞穴处的皮肤和医者双手用 75% 酒精消毒。医者左手将耳尖和肝俞穴处皮肤掐紧，右手以拇、食和中指以执笔式持三棱针，于拇指端处露出三棱针尖约 2mm，以固定针尖防止刺

▲ 图7-6　点刺曲池穴

入皮肤过深或过浅，然后对准穴位快速刺入，迅速抬起，左手同时挤压皮肤使之出血，每穴挤出血液6～7滴即可，肝俞穴也可在点刺后配合拔罐5分钟（图7-4和图7-7）。每日1次，中病即止。

【临床报道】

张某，女，34岁，护士，2004年3月2日就诊。主诉：右眼痒痛1日。1日前进食麻辣火锅后右眼疼痛沉重，痒涩不适，今日加重，急来我院就诊。查：右上眼睑红肿，可看到一麦粒大小肿块，肿物色红，触之较硬，上睑结膜充血，舌质红，苔黄，脉弦数。诊断：右眼睑上麦粒肿。采取刺血疗法：取耳尖（双）、太阳（双）、少泽（双）。操作：穴位常规消毒后，用无菌三棱针对准耳尖穴、少泽穴快速针刺，挤出血液，至耳尖、少泽不再出血为止。太阳穴常规消毒后，用26号毫针浅刺出血，再迅速在太阳穴拔火罐，以加大出血量，3分钟后起罐。每日1次，2次即愈。

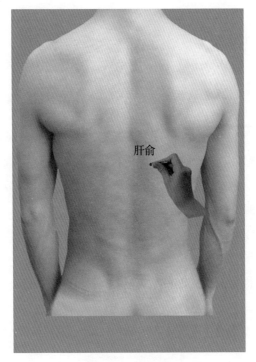

肝俞

▲ 图 7-7　点刺肝俞穴

　　按：睑腺炎是一种常见的眼睑腺组织化脓性炎症，中医学又称"针眼""偷针"等。患者食辛辣炙煿后，致脾胃蕴积热毒，遂使气血凝滞，停聚于眼睑皮肤经络之间而发生麦粒肿。治疗取耳尖放血可清泻热毒，调和营卫；太阳放血有疏风清热之功；少泽为手太阳小肠经之井穴，手太阳小肠经循行于面部眼眶周围，刺少泽可起清热解毒，通经活血的作用。三穴配伍，疾病可愈。[张海杰 . 刺血疗法治验 . 四川中医，2008, 26(5):112.]

三、角膜炎

【概述】

角膜细胞浸润、光泽消失、透明度降低、溃疡形成、角膜周围充血，伴有视力减退和刺激症状者，称角膜炎。根据病因可分为细菌性、病毒性、真菌性和变态反应性等。中医学认为本病多因肝经风热或肝胆热毒蕴蒸于目，热灼津液，瘀血凝滞；或邪毒久伏，耗损阴液，肝肾阴虚，虚火上炎所致。

【诊断标准】

(1) 常有外伤史。

(2) 病眼畏光、流泪、疼痛，视力有不同程度的影响。

(3) 眼部充血，越靠近角膜越明显，角膜上有灰白带黄色的单个或多个点片状混浊，严重者可出现瞳孔缩小、前房积脓或角膜穿孔。

【治疗】

1.处方一（实证）

取穴：耳尖、太阳。

辨证分型：肝经风热者加太冲、风池；肝胆热盛者加侠溪、行间；肝肾阴虚者加三阴交、太溪。

操作：患者取坐位，先按揉耳郭1分钟，然后将患者患侧耳郭自耳房对折，常规消毒后，取耳郭上尖端折点处为针刺部位，用小号三棱针或4号、5号一次性无菌注射液针迅速刺入皮肤1～2mm，用手挤压针刺点附近耳郭，挤出5～10滴血，再用消毒干棉球按压止血。后让患者仰卧，常规消毒后，用三棱针点刺患侧太阳穴出血，起针后用闪火法拔罐，待停止出血后起罐，再用消毒棉球擦净（图

7-8 和图 7-9）。太冲、风池、侠溪、行间穴常规消毒后用毫针泻法。每日 1 次，3～5 次为 1 个疗程，疗程间隔 3～5 日。

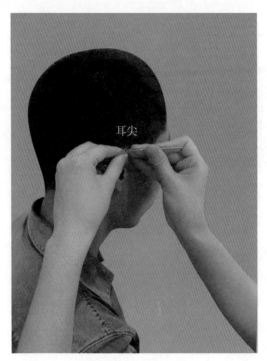

耳尖

▲ 图 7-8　点刺耳尖穴

2. 处方二

取穴：眼炎穴（小指末端关节横纹尺侧尽端处）。

辨证分型：肝经风热者加太冲、风池；肝胆热盛者加侠溪、行间；肝肾阴虚者加三阴交、太溪。

操作：循患者手部小鱼际至小指指尖，反复揉按数次，以局部微微发红为度，局部常规消毒后，用三棱针快速点刺"眼炎穴"，再

▲ 图7-9　点刺太阳穴

用左手拇、食指挤压出血，直至血色变淡为止，一般左眼炎症针刺右手，右眼炎症针刺左手（图7-10）。每日1次，3次为1个疗程。

【临床报道】

诊断标准：参照《眼科全书》和全国高等医药院校教材《眼科学》，发病急，眼睑红肿、眼内异物感、刺痛、畏光流泪等刺激症状显著，多伴耳前淋巴结肿大，并有压痛。结膜充血水肿，睑结膜出现大量滤泡，以上下穹窿与下睑结膜多见，分泌物呈水样，发病1周可出现角膜荧光素染色，2周可出现角膜圆形薄翳，一般对视力影响不大。

纳入标准：符合上述诊断标准；年龄10—50岁；无高血压、糖尿病、造血系统疾病。

排除标准：妊娠或哺乳期妇女，资料不全者，未按规定接受治疗者。

分组方法：符合上述条件病例按就诊先后编好顺序，用简单随

眼炎穴

▲ 图 7-10 **点刺眼炎穴**

机法，根据随机数字表查出的数字，规定单数分到治疗组，双数分到对照组，结果治疗组 62 例，对照组 62 例。

治疗方法：对照组用 1% 阿昔洛韦滴眼液、环丙沙星滴眼液白天交替滴眼，每 2 小时 1 次，每次 1 滴，睡前涂 1 次四环素眼膏，7 天为 1 个疗程。治疗组在对照组基础上加用耳尖放血疗法，每天 1 次，连用 3 天。患者取坐位，将患眼同侧耳郭自耳房对折，用安尔碘局部消毒两遍，取耳郭上尖端折点处为针刺部位，用 4.5 号一次性无菌注射液针迅速刺入皮肤 1～2mm，用手挤压针刺点附近耳郭，挤出 20 滴血，用消毒棉球压迫止血。

治疗结果：所有病例于治疗 3 天、7 天后观察主要症状（胞睑肿胀、羞明刺痛、眵多粘睫、舌红苔黄）的变化，治疗 7 天后观察疗效。参照《中医病证诊断疗效标准》，白睛红赤消退，症状消失，黑睛荧光素染色阴性为治愈；白睛红赤减轻，症状好转，黑睛荧光素染色减少为好转；症状未减，诸症同前为未愈。总有效率治疗组为

96.77%；对照组为 80.66%。两组治疗 3 天后主要症状消失率比较，治疗组胞睑肿胀消失率为 83.61%，羞明刺痛消失率为 75.00%，眵多粘睫消失率为 79.00%；对照组胞睑肿胀消失率为 50.00%，羞明刺痛消失率为 52.46%，眵多粘睫消失率为 62.90%。两组治疗 7 天后主要症状消失率比较，治疗组胞睑肿胀消失率为 96.72%，羞明刺痛消失率为 95.00%，眵多粘睫消失率为 96.77%；对照组胞睑肿胀消失率为 81.67%，羞明刺痛消失率为 81.97%，眵多粘睫消失率为 80.65%。[朱海 , 张广庆 , 龙心光 , 等 . 耳尖放血疗法对流行性角膜结膜炎的临床观察 . 中医外治杂志 , 2004, 13(6):32–33.]

四、酒渣鼻

【概述】

酒渣鼻，又名玫瑰痤疮或酒糟鼻，是一种好发于面部中央的慢性炎症性皮肤病。早期鼻部出现红色的小丘疹、丘疱疹和脓疱，鼻部毛细血管充血严重，肉眼可见明显树枝状毛细血管分支，最终鼻部出现大小不等的结节和凹凸不平的增生，鼻子肥大不适，严重影响患者的美观。多见于成年人，女性多于男性，但男性患者病情较重。常见于面部油脂分泌较多或嗜酒之人。

【诊断标准】（参考国家中医药管理局 1994 年发布的《中医病证诊断疗效标准》）

(1) 鼻头或鼻两侧多呈红斑丘疹。一般临床分三期：红斑期主要是潮红，毛细血管扩张；丘疹期在潮红的基础上出现散在米粒大小丘疹或掺杂小脓疱，但无粉刺；鼻赘期为晚期，鼻尖出现结节、肥大增生，表面凹凸不平如鼻赘。一般无自觉不适症状。

(2) 在面部常见五点分部，即鼻尖、两眉间、两颊部、下颌部、鼻唇沟等。

(3) 多见于面部油脂分泌较多的人，常有便秘。

(4) 组织病理学检查，主要见毛细血管扩张，皮脂腺增生，或可见结缔组织和皮脂腺增殖肥大。

【辨证分型】（参考国家中医药管理局 1994 年发布的《中医病证诊断疗效标准》）

(1) 肺胃热盛：红斑多发于鼻尖或两翼，压之褪色。常嗜酒，便秘，饮食不节，口干口渴。舌质红，苔薄黄，脉弦滑。多见于红斑期。

(2) 热毒蕴肤：在红斑上出现痤疮样丘疹、脓疱。毛细血管扩张明显，局部灼热，口干，便秘。舌质红绛，苔黄。多见于丘疹期。

(3) 气滞血瘀：鼻部组织增生，呈结节状，毛孔扩大。舌质略红，脉沉缓。多见于鼻赘期。

【治疗】

1. 处方一

取穴：阿是穴（鼻部局部络脉显露处）。

辨证分型：肺胃热盛者加行间、尺泽；热毒蕴肤者加曲池、大椎；气滞血瘀者加合谷、太冲、膈俞。

操作：常规消毒后，用 1 寸毫针点刺红斑部位，若伴有毛细血管扩张，则在毛细血管上点刺出血。一次点刺 10～20 下，刺后轻轻挤压针孔周围，使之出血少许，然后用消毒干棉球按压针孔。行间、尺泽、曲池、大椎等穴常规消毒后用毫针行泻法。每周 2 次。

2. 处方二

取穴：大椎、肺俞、胃俞。

辨证分型：肺胃热盛者加行间、尺泽；热毒蕴肤者加曲池；气滞血瘀者加合谷、太冲、膈俞。

操作：常规消毒后，用三棱针点刺出血，每穴3～5针，然后用闪火法拔罐，留罐5～10分钟，起罐后用酒精棉球擦净血迹（图7-11）。每周2次，10次为1个疗程。

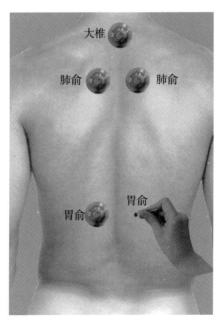

▲ 图7-11　点刺拔罐法

【临床报道】

本组36例，男性32例，女性4例；年龄最小25岁，最大62岁；病程最短2个月，最长21年。

　　治疗方法：取大椎、肺俞、脾俞、胃俞、肝俞，穴位常规消毒后，用三棱针在以上穴位点刺，然后以双手挤出血 1～2 滴，用闪火法拔罐，留罐 10～15 分钟。每日 1 次，10 天为 1 个疗程，疗程间休息 7 天。

　　治疗结果：痊愈，治疗后鼻赤及局部小结节消失，1 年内无复发。显效，治疗后鼻赤范围缩小 2/3 以上，局部小结节消失。好转，治疗后鼻赤范围缩小，局部小结节基本消失。无效，治疗后鼻赤及局部小结节无任何变化。36 例患者连续治疗 2 个疗程后，痊愈 29 例，占 85.5%；显效 4 例，占 11.1%；好转 2 例，占 5.6%；无效 1 例，占 2.8%。

　　典型病例：陈某，男，37 岁，干部，1998 年 4 月 3 日初诊。主诉：患酒渣鼻 2 年。时轻时重，异常苦恼，平素喜食辛辣，有烟酒嗜好。曾经中西医多方治疗无效。查：鼻尖部及鼻翼两旁呈弥漫性充血而红赤，皮肤光亮，有散在小结节存在，局部发痒。舌红，苔黄腻，脉濡数。诊断：酒渣鼻（肺胃积热）。施治 2 个疗程痊愈，随访 3 年未复发。[田青, 哈力旦 . 刺络拔罐治疗酒渣鼻 36 例 . 新疆中医药 , 2006, 24(1):28.]

五、鼻窦炎

【概述】

　　鼻窦炎，是指鼻窦黏膜的非特异性炎症，为鼻科常见多发病。所谓鼻窦是鼻腔周围面颅骨的含气空腔，左右共 4 对，即额窦、上颌窦、筛窦、蝶窦。因其解剖特点各鼻窦可单独发病，也可形成多鼻窦炎或全鼻窦炎。本病一般分为急性和慢性两类，其原因很多，较复杂。急性鼻窦炎多由急性鼻炎导致，慢性鼻窦炎常因急性鼻窦炎未能彻底治愈或反复发作而形成。急性期常见持续性鼻塞，大量黏性脓涕，头部及局部疼痛，伴畏寒发热，周身不适，精神不振或烦躁，食欲不振等。慢性鼻窦炎较轻，头痛不明显，而且头痛多有沉重，压迫，闷痛等感觉。属中医学"鼻渊"范畴。

【诊断标准】（参考国家中医药管理局 1994 年发布的《中医病证诊断疗效标准》）

(1) 以大量黏性或脓性鼻涕，鼻塞，头痛或头昏为主要症状。急性鼻渊伴发热及全身不适。

(2) 急性鼻渊发病迅速，病程较短。若治疗不彻底，则迁延为慢性鼻渊，病程较长。

(3) 鼻腔检查黏膜充血、肿胀，鼻腔或后鼻孔有较多的黏性或脓性分泌物。

(4) X 线显示鼻窦处有阳性表现，急性发作时血白细胞总数及中性粒细胞增高。

(5) 应与鼻炎相鉴别。

【辨证分型】（参考国家中医药管理局 1994 年发布的《中医病证诊断疗效标准》）

(1) **肺经风热**：多见于发病初期，或慢性鼻渊因外感而急性发作。鼻塞，涕多色白或微黄，头痛，咳嗽，咯痰。鼻黏膜充血，鼻甲肿大。舌苔薄白，脉浮数。

(2) **胆经郁热**：多见于急性鼻渊，或慢性鼻渊急性发作。鼻塞、头痛较甚，涕多色黄而浊，身热，口渴，大便干燥，鼻黏膜充血明显，且肿胀，鼻腔内可见较多脓性分泌物。舌红，苔黄腻，脉弦数。

(3) **脾胃湿热**：多见于急性鼻渊后期。鼻塞，流涕缠绵不愈，伴头晕，食欲不振，大便溏薄。鼻黏膜充血肿胀，鼻腔内有较多黄浊分泌物。舌苔黄腻，脉濡数。

(4) **肺脾气虚**：多见于慢性鼻渊。鼻塞，头晕，记忆力减退，鼻涕混浊，时多时少。面色萎黄或白，少气乏力，大便溏薄。鼻腔黏膜不充血，但肿胀，并有黏性或脓性分泌物。舌淡，苔白，脉细弱。

【治疗】

1. 处方一（实证）

取穴：印堂、迎香、风池、肺俞、太阳。

辨证分型：肺经风热者加列缺、尺泽；胆经郁热者加侠溪；脾胃湿热者加丰隆、阴陵泉。

操作：印堂与太阳穴用三棱针点刺出血，使每穴出血 5～10 滴（图 7-12 和图 7-13），余穴用毫针泻法。

2. 处方二

取穴：上迎香、印堂、上星、肺俞、胃俞。

辨证分型：肺经风热者加列缺、尺泽；胆经郁热者加侠溪；脾胃湿热者加丰隆、阴陵泉。

操作：印堂与上星穴常规消毒后，用三棱针点刺出血数滴即可。肺俞、胃俞常规消毒后用三棱针点刺出血，然后拔火罐约 5 分钟（图 7-14 和图 7-15）。上迎香可用毫针刺透鼻腔，使从鼻腔出血 1～2 滴。每日或隔日 1 次。

【临床报道】

54 例患者均为耳鼻咽喉科门诊病例，男性 34 例，女性 20 例；年龄最小 18 岁，最大 57 岁；病程最短 8 个月，最长 5 年。针灸治疗同时患者停用相关药物。

▲ 图7-12　点刺印堂穴

▲ 图7-13　点刺太阳穴

▲ 图 7-14　点刺上星、印堂穴

▲ 图 7-15　肺俞、胃俞穴刺血拔罐

治疗方法：主穴取迎香、攒竹、睛明，配穴取上星、通天、风池、合谷、太冲。穴位常规消毒后，用 40mm 毫针由迎香缓慢平刺到睛明穴，针刺深度为 3～5mm，用平补平泻手法捻转直至针感局部酸胀，呼吸通畅；用 20mm 毫针以上述方法由攒竹透睛明；其余穴位均用 40mm 毫针刺，采用平补平泻法；最后在上星、通天穴点刺放血，每穴 1～2 滴。治疗每日 1 次，每次留针 30 分钟，10 次为 1 个疗程；其中放血隔日 1 次。共治疗 2 个疗程。

治疗结果：治愈为临床症状消失，局部症状减轻或消失，半年随访未复发，计 24 例，占 44.4%。显效为临床症状明显减轻，受冷空气及感冒等影响有轻微症状，如常规治疗可恢复，计 18 例，占 33.3%。有效为临床症状有所好转，偶有发作，计 9 例，占 16.7%。无效为临床症状无变化，计 3 例，占 5.6%。总有效率为 94.4%。[迟俊.穴位透刺加刺络放血治疗慢性鼻窦炎 54 例.中国针灸，2006，26(2):93.]

六、急性扁桃体炎

【概述】

急性扁桃体炎是腭扁桃体的一种非特异性急性炎症，常伴有一定程度的咽黏膜及咽淋巴组织的急性炎症，多发生于儿童及青少年。属中医学"乳蛾""咽喉肿痛"范畴。

【诊断标准】(参考国家中医药管理局 1994 年发布的《中医病证诊断疗效标准》)

(1) 以咽痛、吞咽困难为主要症状，伴有发热。

(2) 急乳蛾起病较急，病程较短；反复发作则转化为慢乳蛾，病程较长。

(3)咽部检查：扁桃体充血呈鲜红或深红色、肿大、表面有脓点，严重者有小脓肿。

(4)急乳蛾患者血白细胞总数及中性粒细胞增高。

(5)应注意与烂喉痧（猩红热）、喉关痈（扁桃体周围脓肿）相鉴别。

【辨证分型】（参考国家中医药管理局 1994 年发布的《中医病证诊断疗效标准》）

(1)风热外侵：急乳蛾初起，咽痛，轻度吞咽困难。伴发热、恶寒、咳嗽、咯痰等症。咽黏膜及扁桃体充血，未成脓。舌苔薄白，脉浮数。

(2)胃火炽盛：咽痛较甚，吞咽困难。身热，口渴，大便秘结。咽部及扁桃体充血红肿，上有脓点或小脓肿。舌红，苔黄，脉滑数。

【治疗】

1. 处方一

取穴：少商（双侧）、耳尖、耳背静脉。

辨证分型：风热外侵者加风池、大椎；胃火炽盛者加行间、太冲。

操作：取双侧少商穴，从穴位四周向针刺处推按，使血液积聚于针刺部位，常规消毒后，以左手拇、食两指捏紧被刺部位，右手拇、食两指持三棱针针柄，中指指腹紧靠针身下端，快速点刺，用左手拇、食指挤压针孔，放血 3～5 滴，术毕用消毒干棉球按压止血。再用手轻轻揉搓耳郭使其充血，局部常规消毒后，用三棱针点刺耳尖处及（或）耳背明显的静脉，使每处出血 3～5 滴即可（图 7-16 至图 7-18）。每日 1 次，两耳交替使用。

少商

▲ 图 7-16　点刺少商穴

2. 处方二

取穴：少商、商阳、大椎、肺俞。

辨证分型：风热外侵者加风池、大椎；胃火炽盛者加行间、太冲。

操作：先从穴位四周向穴位处挤压，使局部充血。常规消毒后，用三棱针快速、准确点刺穴位，然后挤压出血，每穴放血 3～5 滴，再以消毒干棉球按压止血（图 7-16、图 7-19 和图 7-20）。

3. 处方三

取穴：耳尖、扁桃体（耳穴）。

操作：常规消毒后，用三棱针刺 0.2cm，各穴均挤出血 3～5 滴。

▲ 图 7-17 点刺耳尖穴

每日 1 次，连用 3 天（图 7-21）。

【临床报道】

所选 100 例均为门诊患者，其中男性 53 例，女性 47 例，年龄最小 1 岁，最大 16 岁。1—6 岁 34 例，7—11 岁 46 例，12—16 岁 20 例。Ⅰ度肿大 26 例，Ⅱ度肿大 34 例，Ⅲ度肿大 40 例。体温 38.5～39.5℃ 66 例，39.5℃以上 34 例。

治疗方法：用消毒过的中号三棱针 1 枚，取患者少商、商阳穴，行常规消毒后，医者以左手握住患者被刺大拇指或次指，右手持三棱针点刺放血数滴，每日 1 次，一般 1～3 次即愈。

治疗结果：1 次治愈 36 例，2 次治愈 44 例，3 次治愈 18 例，显

耳背静脉

▲ 图 7-18　点刺耳背静脉

商阳

▲ 图 7-19　点刺商阳穴

▲ 图 7-20 点刺肺俞穴

效 2 例，平均治愈率 98%，总有效率 100%。局部肿痛消失，体温降至正常，经连续观察 3 天无反复。

典型病例：王某，男，4 岁，1994 年 8 月 7 日就诊。母代诉，患儿 3 天前不思饮食，咽喉肿痛，体温 39℃，扁桃体Ⅲ度肿大，双侧下颌淋巴肿大，左侧明显压痛，连续 3 日静脉滴注青霉素 400 万单位、地塞米松 3mg 未见好转，仍高热不退。即点刺放血少商、商阳穴治疗，1 小时后患儿咽喉疼痛减轻，体温降至 37.2℃，第 2 天体温 36.5℃，恢复正常，观察 3 天无反复。[张连良，李胜，刘辉 . 少商、商阳穴点刺放血治疗急性扁桃体炎 100 例 . 针灸临床杂志，2000，16(9):33–34.]

▲ 图7-21　点刺耳尖穴、扁桃体

七、口疮

【概述】

　　口疮是口腔黏膜受邪热蒸灼，或失于气血荣养所致，以局部出现小溃疡，灼热疼痛为特征的口腔黏膜病，包括复发性口疮和口疮性口炎。

　　【诊断标准】（参考国家中医药管理局1994年发布的《中医病证诊断疗效标准》）

　　(1) 以口腔黏膜出现单个或数个直径3～5mm的溃疡，灼热疼痛为主要症状。

(2) 起病较快，一般 7 天左右愈合，若此伏彼起，则病程延长。愈后常易复发。

(3) 口腔检查：口腔黏膜溃疡较表浅，圆形或椭圆形，数量少则 1～2 个，多则 10 余个，表面有淡黄色分泌物附着，溃疡周围黏膜大多充血。

(4) 应与狐惑病（白塞综合征）、复发性坏死性黏膜周围炎及疱疹性口腔炎相鉴别。

【辨证分型】（参考国家中医药管理局 1994 年发布的《中医病证诊断疗效标准》）

(1) 心脾积热：口内疼痛，口渴，口臭，尿短黄，便秘。口疮数量多，周围充血明显。舌红，苔黄，脉数。

(2) 阴虚火旺：口内疼痛，口干，手足心热，乏力。口疮 1～2 个或 2～3 个，周围轻微充血。舌红，苔少，脉细数。

(3) 气血亏虚：口不渴，或伴畏寒，便溏。口疮数量不多，周围黏膜不充血。舌淡，苔薄白，脉细弱。

【治疗】

1. 处方一（取穴）

取穴：金津、玉液。

辨证分型：心脾积热者加劳宫、中冲；阴虚火旺者加太溪、涌泉；气血亏虚者加脾俞、足三里。

操作：金津、玉液刺血，让患者伸出舌头，选择较粗大、最明显的静脉速刺，出血者较佳，若一次未成功时，须待静脉逐渐恢复，方可进行第二次（图 7-22）。劳宫以 1 寸毫针向手背方向直刺 5～8 分，以针下满实、不涩不滞为度，留针 30 分钟。

▲ 图7-22　点刺金津、玉液

2. 处方二

取穴：耳尖。

辨证分型：心脾积热者加劳宫、中冲；阴虚火旺者加太溪、涌泉；气血亏虚者加脾俞、足三里。

操作：先用手轻轻揉搓使耳郭充血，局部常规消毒后，用三棱针点刺耳尖出血，再用手挤压针孔，边挤边用酒精棉球擦拭，待血色变淡时，用消毒干棉球按压针孔止血（图7-23）。每日1次。

【临床报道】

29例顽固性复发性口疮患者中，男性18例，女性11例；年龄最小24岁，最大58岁；病程最短2周，最长2年余。其临床特征

耳尖

▲ 图7-23　点刺耳尖穴

是口腔黏膜上反复出现表浅的圆形或椭圆形小溃疡，多发或单发于唇、舌、颊、腭等处，初起发出粟粒大小的水疱或小红点，破溃后形成直径2～3mm大小的表浅溃疡，边缘整齐，溃疡面上有黄白色假膜，周围呈充血红晕，伴有剧烈疼痛。

治疗方法：常规消毒后，用三棱针点刺金津、玉液、少泽穴，挤压出血，每穴3～5滴，1周后，如有不愈者，取上穴再刺1次。

治疗结果：所治病例中，经1次治疗后痊愈（溃疡面全部愈合，假膜充血及红晕消失，且无疼痛之感或新溃疡面出现）7例；2次治疗后痊愈者14例，显效（溃疡面部分消失或假膜充血红晕及疼痛较前减轻）8例。总有效率达100%。

典型病例：患者，男，45 岁，于 2006 年 8 月 24 日初诊。主诉：口疮 2 年余，反复发作。诊见唇、舌及两侧口腔乳膜多处呈糜散性溃烂，灼痛，伴口干咽燥，大便干结，小便短赤，脉弦数，曾服用中西药（具体不详），疗效不佳。采用三棱针点刺金津、玉液、少泽，每穴放血 3～5 滴，每周治疗 1 次，连刺 2 次后，诸症消失。随访 1 年，未见复发。[陈瑞华,任大鸾.针刺治疗顽固性复发性口疮29例.中国针灸，2008, 28(3):175.]

八、牙痛

【概述】

牙痛是指牙齿因各种原因引起的疼痛，主要临床表现为牙齿疼痛，咀嚼困难，遇冷、热、酸、甜疼痛加重或自发性剧痛，夜间尤甚，部位不定。多因平素口腔不洁或过食膏粱厚味，胃腑积热，胃火上冲，或风火邪毒侵犯，伤及牙齿，或肾阴亏损，虚火上炎，灼烁牙龈等引起。本病属于中医学"齿痛""牙宣""骨槽风"范畴。

【诊断标准】（参考国家中医药管理局 1994 年发布的《中医病证诊断疗效标准》）

(1) 以牙龈出血或龈齿间溢脓，牙齿松动，影响咀嚼为主要症状。

(2) 缓慢起病，逐渐加重，严重者发展为全口牙齿松动。病程中可有急性发作的牙周脓肿，局部红肿热痛，脓液量多，伴有发热。

(3) 口腔检查：牙龈红肿或萎缩，易出血，牙根宣露，牙齿松动。牙齿上附着牙垢、牙石。龈齿间有逐渐扩大的牙周袋，袋内溢脓。

有口臭。

(4) 牙根周围 X 线片显示，牙槽嵴吸收，牙间隙增宽等表现。

【辨证分型】（参考国家中医药管理局 1994 年发布的《中医病证诊断疗效标准》）

(1) 胃火炽盛：牙龈作痛、出血，口气热臭，渴喜冷饮，大便干结。牙龈红肿疼痛，溢出脓血。舌红，苔黄，脉数。

(2) 肾阴亏虚：牙龈萎缩，牙根松动，牙龈黏膜微红肿。或有头晕，耳鸣，腰膝酸软。舌红少津，苔薄，脉细数。

(3) 气血亏虚：牙龈萎缩，颜色淡白，牙根宣露，牙齿松动，咀嚼无力，牙龈时有渗血。面白或萎黄，倦怠乏力。舌淡，苔白，脉弱。

【治疗】

1. 处方一（实证）

取穴：双侧厉兑穴。

辨证分型：胃火炽盛者加曲池。

操作：常规消毒后，用三棱针点刺患侧厉兑穴出血，然后用双手挤压，直至血液颜色变淡为止，再用消毒干棉球按压止血（图 7-24）。

2. 处方二

取穴：内庭（健侧）。

辨证分型：肾阴亏虚者加太溪、涌泉；气血亏虚者加脾俞、足三里。

操作：患者坐位或仰卧位，取牙痛对侧的内庭穴，常规消毒后，用三棱针点刺内庭穴，然后用双手去挤压，直至血液颜色变淡为止，再用消毒干棉球按压止血（图 7-25）。每日 1 穴，最长 3 次。

▲ 图7-24　点刺厉兑穴

▲ 图7-25　点刺内庭穴

3. 处方三

取穴：耳尖。

操作：常规消毒后，用左手将耳尖穴处皮肤捏紧，右手拇、食、中指以执笔式持三棱针点刺 1~2 下，深 0.5~1mm，然后术者用双手稍用力挤捏，每挤 1 滴血用酒精棉球擦净，反复挤压，直至血色变淡时停止，再用消毒干棉球按压针孔止血（图 7-26）。每日 1 次，双侧耳尖穴交替使用。

▲ 图 7-26　点刺耳尖穴

【临床报道】

10 例患者均来自门诊病例，全部都是女性；病程最长 3 日，最短 1 日；均为单侧。主症见牙龈红肿，疼痛剧烈。

治疗方法：取坐位或仰卧位，只取牙痛对侧内庭穴，用长 13mm 毫针针刺，捻转提插有较强针感，同时嘱患者按摩患牙或上下牙作

咀嚼食物状，留针 15～20 分钟，针毕，用三棱针点刺该穴，放血 3～10 滴。一般治疗 1 次，最长 3 次。

治疗结果： 8 例患者经过 1 次治疗疼痛消失，2 例经过 3 次治疗疼痛明显减轻，总有效率 100%。

典型病例： 患者，女，71 岁，2004 年 10 月 28 日就诊。右上侧第二门牙牙龈红肿疼痛并放射到四白穴，呈触电样疼痛，手不能触摸。立即取左侧内庭穴，针刺约 3 分钟，用手触摸牙不再疼痛，留针 15 分钟，针毕用三棱针点刺放血。大约 20 日后因腰痛来拔罐，问其牙痛，说治疗回去就不痛了。

体会： 上齿为足阳明所主，下齿为手阳明所主，取内庭穴此乃上病下取，或者取同名经，可达循经远刺止痛之意。内庭穴是胃经荥穴，属水，刺内庭有以水抑火之功。三棱针点刺出血有泻热之功，两者相结合有清热解毒的作用，从而达到止痛的目的。笔者认为疼痛越剧烈针刺效果越明显。[蒋国庆 . 内庭穴治疗实火牙痛 10 例 . 上海针灸杂志 , 2005, 24(4):33.]

第8章 妇科疾病

一、痛经

【概述】

痛经，是指经期前后或行经期间，出现下腹部痉挛性疼痛，并有全身不适，严重影响日常生活。分原发性和继发性两种，经过详细妇科临床检查未能发现盆腔器官有明显异常者，称原发性痛经，也称功能性痛经。继发性痛经则指生殖器官有明显病变者，如子宫内膜异位症、盆腔炎、肿瘤等。原发性痛经的病因目前尚未完全明了，初潮不久后即出现痛经，有时与精神因素密切相关，也可能由于子宫肌肉痉挛性收缩，导致子宫缺血而引起痛经。多见于子宫发育不良、宫颈口或子宫颈管狭窄、子宫过度屈曲，使经血流出不畅，造成经血潴留，从而刺激子宫收缩引起痛经。部分患者月经期子宫内膜呈片状脱落，排出前子宫强烈收缩引起疼痛，排出后症状减轻，称膜性痛经。原发性痛经多能在生育后缓解。继发性痛经多见于生育后及中年妇女，因盆腔炎症、肿瘤或子宫内膜异位症引起。

【诊断标准】（参考国家中医药管理局 1994 年发布的《中医病证诊断疗效标准》）

(1) 经期或经行前后小腹疼痛，痛及腰骶，甚则昏厥，呈周期性发作。

(2) 好发于青年未婚女子。

(3) 排除盆腔器质性疾病所致腹痛。

【辨证分型】（参考国家中医药管理局 1994 年发布的《中医病证诊断疗效标准》）

(1) 气血瘀滞：经前或经期小腹胀痛拒按，或伴乳胁胀痛。经行量少不畅，色紫黑有块，块下痛减。舌质紫暗或有瘀点，脉沉弦或涩。

(2) 寒湿凝滞：经行小腹冷痛，得热则舒，经量少，色紫暗有块，伴形寒肢冷，小便清长。苔白，脉细或沉紧。

(3) 肝郁湿热：经前或经期小腹疼痛，或痛及腰骶，或感腹内灼热。经行量多质稠，色鲜或紫，有小血块。时伴乳胁胀痛，大便干结，小便短赤，平素带下黄稠。舌质红，苔黄腻，脉弦数。

(4) 气血亏虚：经期或经后小腹隐痛喜按，经行量少质稀，形寒肢疲，头晕目花，心悸气短。舌质淡，苔薄，脉细弦。

(5) 肝肾亏损：经期或经后小腹绵绵作痛，经行量少，色红无块。腰膝酸软，头晕耳鸣。舌淡红，苔薄，脉细弦。

【治疗】

1. 处方一

取穴：次髎。

辨证分型：气血瘀滞者加合谷、太冲、次髎；寒湿凝滞者加气海、水道；肝郁湿热者加阴陵泉、膻中。

操作：患者取俯卧位，次髎穴区常规消毒后，用梅花针对准穴位叩刺，使用手腕之力将针尖垂直叩打在皮肤上，并立即提起，反复进行。轻度痛经者以叩刺局部皮肤略有潮红为度，中度痛经者以叩刺局部皮肤潮红但无渗血为度，重度痛经者以叩刺局部皮肤隐隐出血为度。叩刺后用闪火法拔罐，每次留罐 5～10 分钟（图 8-1）。于每次月经来潮前 3～5 天开始治疗，每日 1 次，至开始行经为止，每个月经周期为 1 个疗程，以 3 个疗程为限。

次髎

▲ 图 8-1　叩刺次髎穴

2. 处方二

取穴：次髎、关元。

辨证分型：气血不足者加足三里、脾俞；肝肾亏损者加肾俞、太溪。

操作：常规消毒后，用三棱针挑刺次髎穴后拔火罐 5～10 分钟，令其出血 2～5ml（图 8-2）。关元穴用毫针向下斜刺 1.5～2 寸，使针感达少腹及阴部为宜。实证用毫针泻法，虚证用补法，留针 20 分钟。

▲ 图8-2　点刺次髎穴

于每次月经来潮前 3～5 天开始治疗，每日 1 次，至开始行经为止，每个月经周期为 1 个疗程，以 3 个疗程为限。

3. 处方三

取穴：膀胱俞与次髎之间的区域。

操作：局部皮肤常规消毒后，用梅花针以腕力叩打双侧腰骶部膀胱俞与次髎穴之间，以隐隐出血，量逐渐增多至布满局部皮肤为度，然后用闪火法拔罐，留罐 5～10 分钟（图 8-3）。于每次月经来潮前 3～5 天开始治疗，每日 1 次，至开始行经为止，每个月经周期为 1 个疗程，以 3 个疗程为限。

【临床报道】

张某，女，38 岁，中学教师。初诊日期为 1998 年 4 月 6 日。痛经 10 年，加重 1 年。10 年前因紧张、过于劳累，每遇月经来潮前 1 周开始小腹疼痛，以后日益加重，发展至每次月经来潮必须服止痛

▲ 图 8-3 叩刺膀胱俞与次髎之间的区域

片或注射盐酸哌替啶才得缓解。妇科检查显示：子宫、附件无器质性病变。来诊时小腹疼痛，得温则减，月经量少，不畅，夹有紫色血块，平素怕冷喜暖，腰酸无力。望诊：面部鼻梁两侧褐色斑点满布，舌质淡紫，苔薄白，脉细弦。

治疗方法：取膀胱俞与次髎之间的局部区域。消毒局部皮肤，用梅花针以腕力叩打双侧腰骶部膀胱俞与次髎之间，以隐性出血，量逐渐增多至布满局部皮肤为度，然后用玻璃火罐叩拔出血区域，留罐 15～20 分钟。每次月经来潮前 1 周治疗，每日 1 次，7 次为 1 个疗程。1 个疗程后，当月经再至时疼痛明显减轻，无须用药。4 个疗程后经行再无腹痛发生，随访 3 年无复发。

体会：痛经由气血亏虚，冲任失调，寒凝胞宫，气滞血瘀，不通则痛所致，正如朱丹溪《格致余论》中所言："热血得寒，污浊凝涩，所以作痛。"本证虚实夹杂，治从祛瘀入手，以行气活血，调和

冲任，温经通络为法，即能法到病除。[车建丽 ."祛瘀生新"法在针灸临床的应用 . 上海中医药杂志 ,2004,38(7):46–47.]

二、月经不调

【概述】

月经不调，是指月经的周期、经期、经量、经色、经质发生异常，以及伴随月经周期出现明显不适症状的疾病，包括月经先期、月经后期、月经先后不定期、月经过少、经期延长、月经过多等。其发生与脏腑功能失调，气血不和导致冲任二脉的损伤密切相关。

【诊断标准】[参考 2002 年《中药新药临床研究指导原则》（试行）]

月经周期正常者为 28 天左右，但在 21～35 天也属正常范围；经期正常者 3～7 天；一般行经总量为 50～80ml。若超出此正常范围，即可作为中医诊断依据。

(1) 月经先期，月经周期提前 7 天以上，月经量基本正常，连续出现 2 个月经周期以上。

(2) 月经后期，月经周期延后 7 天以上，月经量基本正常，连续出现 2 个月经周期以上。

(3) 月经先后不定期，月经周期或前或后 1～2 周者，经期长而经量不太多，连续出现 2 个月经周期以上。

(4) 月经过少，月经周期正常，经量明显少于既往，不足 2 天，甚或点滴即净者。

(5) 经期延长，月经周期正常，经期超过 7 天以上，甚或 2 周才净者。

(6) 月经过多，月经周期规则，经量多，大于 80ml。

【辨证分型】(参考国家中医药管理局 1994 年发布的《中医病证诊断疗效标准》)

1. **月经先期**

(1) **血热内扰**：月经提前，量多，色红质黏，夹有小血块，烦热口干，尿黄便艰。舌质红，苔黄，脉滑数。

(2) **气不摄血**：月经提前，质稀色淡，神疲乏力，气短懒言，小腹空坠，纳少便溏。舌质淡，脉弱。

2. **月经后期**

(1) **血寒凝滞**：月经周期延后，量少，色暗有血块，小腹冷痛，得热减轻，畏寒肢冷。苔白，脉沉紧。

(2) **肝气郁滞**：月经周期延后，量少，色暗红或有小血块，小腹胀痛，或胸腹、两胁、乳房胀痛。舌苔正常，脉弦。

(3) **肝血亏虚**：月经周期延后，量少，色淡无块，小腹隐痛，头晕眼花，心悸少寐，面色苍白或萎黄。舌质淡红，脉细弱。

3. **月经先后不定期**

(1) **肝气郁滞**：月经周期不定，经量或多或少，色紫红有块，经行不畅，胸胁、乳房及小腹胀痛，脘闷不舒，时叹息。苔薄白或薄黄，脉弦。

(2) **肾气不足**：月经周期不定，量少，色淡暗，质稀，神疲乏力，腰骶酸痛，头晕耳鸣。舌淡苔少，脉细尺弱。

4. **经期延长**

(1) **瘀滞胞宫**：经行淋漓 8～9 日或 10 余日始净，量少，色暗有块，小腹疼痛拒按。舌质紫暗或有瘀点，脉弦涩。

(2) **湿热下注**：经行 8～10 天始净，量少，色暗如酱，混杂黏液，气味秽臭，腰腹胀痛。平素带多色黄、有臭味。舌正常或偏红，苔黄腻，脉濡数。

(3) **阴虚血热**：月经持续8～10天，量少色红质稠，咽干口燥，或有颧红，潮热，或见手心灼热。舌质红少津，苔少或无苔，脉细数。

(4) **气不摄血**：月经持续8～10天始净，量少，色淡，质清稀。伴神疲乏力，或头晕眼花，心悸少寐，或纳少便溏。舌质淡，苔薄白，脉弱或虚细。

5. 月经量过多

(1) **血热内扰**：经来量多，色鲜红或深红，质稠黏，或有小血块。常伴心烦口渴，尿黄便秘。舌质红，苔黄，脉滑数。

(2) **瘀滞胞宫**：经来量多，或多时不净，色紫黑，有血块或伴小腹疼痛拒按。舌质紫暗或有瘀点，脉细涩。

(3) **气不摄血**：经来量多，色淡红，质清稀。或面色苍白，气短懒言，肢软无力，或小腹空坠。舌淡，脉细。

6. 月经量过少

(1) **瘀滞胞宫**：月经量少，色紫黑，有血块，小腹胀痛，拒按，血块排出后胀痛减轻。舌质正常或紫暗，或有瘀点，脉细弦涩。

(2) **痰湿阻滞**：月经量少，色淡红，质黏腻，形体肥胖，胸闷呕恶，或带多黏稠。苔白腻，脉滑。

(3) **肝血亏虚**：月经量少或点滴即净，色淡无块，或伴头晕眼花，心悸怔忡，面色萎黄，小腹空坠，舌质淡红，脉细。

(4) **肾阳亏虚**：月经量少，色淡红或暗红，质稀，腰脊酸软，头晕耳鸣，或小腹冷，夜尿多。舌质淡，脉弱或沉迟。

【治疗】

1. 处方一

取穴：八髎穴。

辨证分型：血热内扰者加行间、太冲；气不摄血者加足三里、关元、脾俞；血寒凝滞者加气海、命门；肝气郁滞者加期门、太冲；肝血亏虚者加膈俞；肾气不足者加肾俞、太溪。

操作：常规消毒后用三棱针点刺出血或挑破皮肤局部出血（图8-4）。每日只取 1 个穴位，以上 8 穴交替使用，隔 2～3 日一次，5 次为 1 个疗程，每疗程之间间隔 5 天，经期暂停。

▲ 图8-4　点刺八髎穴

2. 处方二

取穴：脊柱两侧、关元、子宫、血海、三阴交、太冲。

辨证分型：血热内扰者加行间、太冲；气不摄血者加足三里、脾俞；血寒凝滞者加气海、命门；肝气郁滞者加期门、太冲；肝血亏虚者加膈俞；肾气不足者加肾俞、太溪。

操作：常规消毒后，用梅花针轻度叩刺脊柱两侧背俞穴，以微微渗血为度，再用闪火法拔罐 5～10 分钟（图 8-5）。余穴用毫针针刺 30 分钟，采用平补平泻法。

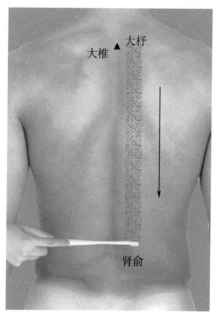

大椎　▲ 大杼

肾俞

▲ 图 8-5　叩刺背俞穴

【临床报道】

治疗月经过多的方法虽多，但若应用不当，往往会有一定的不良反应，尤其像刮宫等手术，有些患者不愿接受。有一简便方法，即点刺隐白、大敦穴放血治疗血崩，效果比较明显，兹介绍如下。

隐白穴位于踇趾内侧趾甲角旁约 0.1 寸，即 1 分许，大敦穴位于踇趾外侧趾甲角旁约 0.1 寸。点刺两井穴。常规消毒后,于穴后 1.5cm 处用线带缠紧,然后点刺(1mm)出血 2～3 滴(可挤压出血),继用消毒棉球止血,或敷以消毒纱布,避免感染。每日或隔日 1 次,一般 1～3 次即愈。

点刺隐白、大敦二穴放血为什么能治血崩呢? 中医学认为,血崩的主要原因是冲任二脉不固,脏腑失调,因此在治疗上应着重补肝健脾益肾,调养冲任,其中又以健脾最为重要。隐白穴是足太阴脾经上的一个重要穴位,按经络学说原理,刺激隐白穴有健脾统血,补中益气的功效。大敦穴是足厥阴肝经的井穴,取大敦穴补肝止血,调节血液功能。

典型病例:女,51 岁,已婚。患者曾生育五胎四产,最近 5 年来月经紊乱,此次行经 34 天未净,量多而冲,伴有血块,面白浮肿,气短肢冷,由家属扶着前来门诊。即行上法,每日 1 次,3 次即愈。
[罗文莲 . 点刺隐白、大敦二穴放血可治血崩 . 青海医药杂志 , 1999, 29(11):7.]

三、崩漏

【概述】

崩漏指妇女非周期性子宫出血,一般以来势急,出血量多者为"崩";出血量少,淋漓不净者为"漏"。见于多种妇科疾病,如功能性子宫出血、女性生殖器炎症、肿瘤、产后出血等。

【诊断标准】(参考国家中医药管理局 1994 年发布的《中医病证诊断疗效标准》)

(1) 经血无周期可循。

(2) 经量或暴下如注，或漏下不止，或两者交替出现。

(3) 需与胎漏、异位妊娠、产后出血、赤带、癥瘕、外伤引起的阴道出血相鉴别。

【辨证分型】（参考国家中医药管理局 1994 年发布的《中医病证诊断疗效标准》）

(1) 血热内扰：经血量多，或淋漓不净，色深红或紫红，质黏稠，夹有少量血块。面赤头晕，烦躁易怒，口干喜饮，便秘尿赤。舌质红，苔黄，脉弦数或滑数。

(2) 瘀滞胞宫：经漏淋漓不绝，或骤然暴下，色暗或黑，夹有瘀块，小腹疼痛，块下痛减。舌质紫暗或边有瘀斑，脉沉涩或弦紧。

(3) 气不摄血：经血量多，或淋漓不净，色淡质稀。神疲懒言，面色萎黄，动则气促，头晕心悸，纳呆便溏。舌质淡胖或边有齿印，舌苔薄润，脉芤或细无力。

(4) 肾阳亏虚：经血量多，或淋漓不净，色淡质稀。精神不振，面色晦暗，肢冷畏寒，腰膝酸软，小便清长。舌质淡，苔薄润，脉沉细无力，尺部尤弱。

(5) 肾阴亏虚：经血时多时少，色鲜红。头晕耳鸣，五心烦热，夜寐不安。舌质红或有裂纹，苔少或无苔，脉细数。

【治疗】

1. 处方一（实证）

取穴：隐白、关元、三阴交、大敦。

辨证分型：血热内扰者加行间、肝俞；瘀滞胞宫者加合谷、太冲、膈俞。

操作：常规消毒后，用三棱针点刺以上各穴出血，不出血者加压挤出数滴（图 8-6 至图 8-8）。或者用毫针平补平泻隐白、大敦，

隐白

▲ 图 8-6　点刺隐白穴

大敦

▲ 图 8-7　点刺大敦穴

三阴交

▲ 图 8-8 点刺三阴交穴

然后施以灸法。

2. **处方二（虚证）**

取穴：关元、三阴交、血海。

辨证分型：气不摄血者加脾俞、足三里；肾阳亏虚者加气海、命门；肾阴亏虚者加太溪、肾俞。

操作：患者平卧位，常规消毒后，用毫针平补平泻关元、三阴交、血海、脾俞、足三里等穴，然后隐白穴施以灸法（图 8-9）。

四、不孕症

【概述】

不孕症，是指女子结婚后夫妇同居 2 年以上，配偶生殖功能正常，未避孕而不受孕者，称原发性不孕。如曾生育或流产后，无避

▲ 图 8-9　点刺血海穴

孕而又 2 年以上不再受孕者，称继发性不孕。不孕与肾的关系密切，并与天癸、冲任、子宫功能失调，或脏腑气血不和，影响胞脉功能等有关。临床常见的有肾虚、肝郁、痰湿、血瘀等。现代医学认为本病主要是由卵巢内分泌及卵子生成障碍、生殖道畸形等，阻碍精子、卵子结合或妨碍受精卵着床等原因而致。

【诊断标准】（参考国家中医药管理局 1994 年发布的《中医病证诊断疗效标准》）

(1) 育龄妇女结婚 1 年以上，夫妇同居，配偶生殖功能正常，不避孕而未能受孕者，为原发性不孕。曾有孕产史，继又间隔 1 年以上，不避孕而未怀孕者，称为继发性不孕。

(2) 排除生殖系统的先天性生理缺陷和畸形。

【辨证分型】（参考国家中医药管理局 1994 年发布的《中医病证诊断疗效标准》）

(1) 痰湿内阻：婚后不孕，月经后期，量少色淡，形体肥胖，胸闷口腻，带多黏腻。苔白腻，脉弦滑。

(2) 肝气郁滞：婚后不孕，月经不调，量或多或少，色紫红有血块，情志失畅，经前胸闷急躁，乳房作胀，行经少腹疼痛。苔薄黄，脉弦。

(3) 瘀滞胞宫：婚后不孕，经行后期量少，色紫有块，小腹疼痛，临经尤甚。舌边或有紫斑，苔薄黄，脉弦或涩。

(4) 肾阳亏虚：婚后不孕，经行量少色淡，头晕耳鸣，腰酸形寒，小腹冷感，带下清稀，性欲淡漠，有时便溏。舌淡胖，苔白，脉沉细尺弱。

(5) 肾阴亏虚：婚后不孕，经行先期，量少色红，五心烦热，咽干口渴，头晕心悸，腰酸腿软。舌红少苔，脉细数。

【治疗】

1. 处方一

取穴： 主穴为曲泽、腰俞，配穴为阳陵泉、委阳。

辨证分型： 痰湿内阻者加丰隆、阴陵泉；肝气瘀滞者加太冲、大敦；瘀滞胞宫者加膈俞、次髎。

操作： 常规消毒后，用三棱针点刺放血，若出血量少配合拔火罐5～10分钟（图8-10至图8-13）。

2. 处方二

取穴： 腰俞、委中、三阴交、阴陵泉。

辨证分型： 肾阳亏虚者加气海、命门；肾阴亏虚者加太溪、肾俞。

操作： 常规消毒后，用三棱针点刺放血数滴（图8-11，图8-14至图8-16）。每周1次。

曲泽

▲ 图 8-10　点刺曲泽穴

腰俞

▲ 图 8-11　点刺腰俞穴

▲ 图 8-12　点刺阳陵泉穴

▲ 图 8-13　点刺委阳穴

▲ 图 8-14　点刺委中穴

▲ 图 8-15　点刺三阴交穴

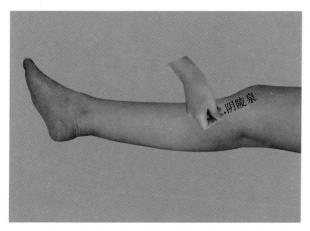

▲ 图 8-16　点刺阴陵泉穴

五、乳少

【概述】

产后乳汁分泌少，不能满足婴儿需要者称为"乳少"。病因分为虚实两类，虚者多因素体脾胃虚弱，生化之源不足，又因分娩失血过多，气血耗损，不能化为乳汁，从而影响乳汁的生成。实者多因产后情志抑郁，肝失条达，气机不畅，以致经脉涩滞，阻碍乳汁运行，因而乳汁缺少，甚至不下。

【诊断标准】（参考国家中医药管理局 1994 年发布的《中医病证诊断疗效标准》）

(1) 产后排出的乳汁量少，甚或全无，不够喂养婴儿。

(2) 乳房检查松软，不胀不痛，挤压乳汁点滴而出，质稀。或乳房丰满，乳腺成块，挤压乳汁疼痛难出，质稠。

(3)排除因乳头凹陷和乳头皲裂造成的乳汁壅积不通，哺乳困难。

【辨证分型】（参考国家中医药管理局 1994 年发布的《中医病证诊断疗效标准》)

(1)气血亏虚：产后乳少，甚或全无，乳汁清稀，乳房柔软，无胀感。伴面色少华，神疲食少。舌淡，少苔，脉虚细。

(2)肝气郁滞：产后乳汁甚少或全无，乳汁稠，而乳房胀硬而痛。情志抑郁不乐，胸胁胀痛，食欲减退，或有微热。舌质暗红或尖边红，苔薄黄，脉弦细或弦数。

【治疗】

取穴：少泽（双侧）。

辨证分型：肝气瘀滞者加太冲、期门；气血亏虚者加气海、血海。

操作：取双侧少泽穴，在其上下用左手拇食指向针刺处推按，使血液积聚于针刺部位，常规消毒后，左手夹紧少泽穴处，右手持消毒三棱针刺入 1～2 分，迅速退出，并不断用左手拇食指挤压小指，使出血 5～10 滴，然后用消毒干棉球按压针孔止血（图 8–17）。

【临床报道】

治疗组 78 例中，产后无乳及乳汁分泌甚少 48 例，由于精神因素致使乳少或无乳 30 例；其中顺产 40 例，剖腹产 38 例；年龄最大 35 岁，最小 22 岁，平均 28 岁。对照组 72 例中，产后无乳及乳汁分泌甚少 40 例，由于精神因素致使乳少或无乳 32 例；其中顺产 36 例，剖腹产 36 例；年龄最大 34 岁，最小 23 岁，平均 27.5 岁。

治疗方法：治疗组采用三棱针与体针相结合的方法。①三棱针操作方法，以乳头上下左右各旁开 2.5 寸处取穴，然后局部皮肤消毒，左手拇、食、中三指夹紧被刺部位，右手持针，用拇、食两指

▲ 图 8-17　点刺少泽穴

捏住针柄，中指指腹紧靠针身下端，露出针尖 2～3 分，对准已消毒的部位，刺入 1～2 分，随即将针迅速退出，用两手拇、食指沿乳腺管分布方向轻轻挤压针孔周围，出血 5～8 滴，每日 1 次，10 次为 1 个疗程，治疗 1 个疗程观察疗效。体针操作方法，主穴取膻中、乳根；血气不足，乳房无胀感者加足三里、脾俞、膈俞；肝郁气滞者加太冲、阳陵泉、少泽。三棱针点刺放血后，针刺先取膻中，皮肤常规消毒后，从膻中稍下方沿皮进针，针尖向上捻入 0.8～0.9 寸，再退出 0.5 寸，针尖再转向左上方捻入 0.8 寸，退出 0.5 寸，反复 3 次，然后针尖向上，拇指向患者右侧捻转，针感明显时留针。乳根向上斜刺 0.5～1 寸，轻刺激，乳房有麻木胀感时留针。足三里、脾俞、膈俞，针用补法；太冲、阳陵泉、少泽，针用泻法。留针 30 分钟，每日 1 次，10 次为 1 个疗程。对照组单纯采用中药治疗。基本方为黄芪 15g，当归 10g，麦冬 10g，王不留行 15g，穿山甲 10g，陈皮 10g，通草 3g，漏芦 9g，甘草 6g。气血不足加党参 15g、白芍 10g；肝郁气滞者加柴胡 10g。水煎服，每日 1 剂，分早晚两次温服，10 剂为 1 个疗程。

治疗结果：乳汁能满足婴儿需要为显效；乳汁基本能满足婴儿的需要，但 1 天需加 1～2 次 20ml 奶粉为有效；乳汁分泌无变化为无效。经 1 个疗程的治疗后，治疗组总有效率为 97.44%，对照组总有效率为 87.50%。

典型病例：患者，女，28 岁，2000 年 3 月 5 日就诊。主诉：乳少 10 天。10 天前剖腹产术后，乳汁分泌不足，不能满足婴儿需要，曾口服乳泉颗粒、中药及鲫鱼汤等多种方法催乳，效果欠佳来诊。现患者乳汁不行，乳房无胀感，婴儿每晚仅可吃一次母乳。患者面色萎黄，精神倦怠，纳差，舌淡，脉细弱。诊断：缺乳。气血两虚。给予上述治疗，嘱多喝汤水，注意休息，3 天后乳房有胀感，婴儿白天可进食 2～3 次母乳，针刺 10 天后痊愈。[薛维华 . 三棱针点刺加体针治疗缺乳 78 例 . 山东中医杂志 , 2002, 21(11):672–673.]

六、乳腺增生

【概述】

乳腺增生症，又称"乳腺小叶增生病""乳腺纤维囊性病""乳房囊性增生病"等，是乳腺部分增生性疾病。本病既非炎症，亦非肿瘤，而是由于情志抑郁，内分泌功能紊乱，致使乳腺结构异常的一种妇女常见病。多见于 35—50 岁的女性，特别多见于高龄未婚、未生育、未哺乳及精神抑郁、性功能障碍的妇女。属中医学"乳癖"范畴。

【诊断标准】（参考国家中医药管理局 1994 年发布的《中医病

证诊断疗效标准》)

(1) 多数在乳房外上象限有一扁平肿块，扪之有豆粒大小韧硬结节，可有触痛。肿块边界欠清，与周围组织不粘连。

(2) 乳房可有胀痛，每随喜怒而消长，常在月经前加重，月经后缓解。

(3) 本病多见于 20—40 岁妇女。

(4) 乳腺钼钯 X 线片、冷光源强光照射、液晶热图像等检查有助诊断。必要时可进行组织病理学检查。

【辨证分型】(参考国家中医药管理局 1994 年发布的《中医病证诊断疗效标准》

(1) 肝郁痰凝：多见于青壮年妇女。乳房肿块随喜怒消长，伴有胸闷胁胀，善郁易怒，失眠多梦，心烦口苦。舌苔薄黄，脉弦滑。

(2) 冲任失调：多见于中年妇女。乳房肿块月经前加重，经后缓减。伴有腰酸乏力，神疲倦怠，月经先后失调，量少色淡，或经闭。舌淡，苔白，脉沉细。

【治疗】

1. 处方一

取穴：膀胱经、阿是穴（反应点）。

辨证分型：肝郁痰凝者加期门、天宗、丰隆；冲任失调者加关元、肝俞。

操作：患者俯卧位，在背部寻找反应点，如敏感点、条索状结节、红色或褐色斑点。常规消毒后，用梅花针在 $T_{3\sim10}$ 脊柱两侧沿膀胱经、华佗夹脊穴叩刺，再重点叩刺反应点至皮肤潮红微渗血，再用闪火法拔罐，留罐 5～10 分钟（图 8-18）。隔日治疗 1 次，5 次为1 个疗程。

▲ 图 8-18　叩刺膀胱经、夹脊穴

2. 处方二

取穴：阿是穴。

辨证分型：肝郁痰凝者加期门、天宗、丰隆；冲任失调者加关元、肝俞。

操作：患者俯卧位，在背部寻找反应点，如敏感点、条索状结节、红色或褐色斑点。反应点确定后，皮肤常规消毒，用三棱针挑破该点皮肤，继续挑割皮下组织，可见到白色纤维物，一次数根，至挑尽为止，注意不可挑刺过深，一般 0.2～0.3cm。挑完后用双手拇指和食指挤压出血或加拔火罐排出瘀血。完毕后，用酒精棉球擦净血迹，在针孔处贴上创可贴即可。每周 1 次，5 次为 1 个疗程。

3. 处方三

取穴：肝俞、膏肓。

操作：常规消毒后，选用中号三棱针点刺以上穴位 0.1～0.2 寸，接着用中号玻璃罐在点刺部位用闪火法拔罐，留罐 5～10 分钟，待瘀血凝结成块后起罐（图 8-19）。适用于肝郁痰凝型，每日 1 次，10 次为 1 个疗程。

▲ 图 8-19　肝俞、膏肓刺血拔罐

【临床报道】

诊断标准按国家中医药管理局 1994 年发布的《中医病证诊断疗效标准》中乳癖的诊断依据。凡符合上述诊断标准，利用 B 超、钼靶摄片、病检等方法，排除恶性病变、妊娠、哺乳期或绝经期妇女，或伴有其他系统严重原发疾病患者。本组病例 77 例均为门诊患者，随机分成治疗组和对照组，治疗组 41 例，年龄最小 21 岁，年龄最大 42 岁，平均年龄 36.11 岁，病程 3 个月至 10 年。对照组 36 例，年龄最小 26 岁，年龄最大 47 岁，平均年龄 34.12 岁，病程 1～7 年。

治疗方法：治疗组主穴为屋翳、膻中、足三里、肩井，肝火盛者加太冲、侠溪，肝肾阴虚者加太溪、肾俞，气血不足者加脾俞，月经不调者加三阴交。采用毫针刺法虚补实泻，留针 30 分钟，留针期间行针 4 次，每日 1 次。针刺后患者俯卧，在背部寻找反应点，如敏感点、条索状结节、红色或褐色斑点。用梅花针在 $T_{3\sim10}$ 脊柱两侧沿膀胱经、华佗夹脊穴叩刺，再重点叩刺反应点至皮肤潮红微渗血，局部加拔火罐，留灌 10 分钟，拔罐隔日 1 次。每次月经后 8～10 天开始针刺，12 次为 1 个疗程，下次月经后开始第 2 个疗程，连续 2 个疗程后统计疗效。对照组采用口服乳癖消治疗，月经干净后开始服用，每次 5 粒，每天 3 次，连续服用至月经来潮，经期停服，连续服用 2 个月后统计疗效。

治疗结果：按国家中医药管理局 1994 年发布的《中医病证诊断疗效标准》中乳癖的诊疗标准。治愈，乳房肿块及乳痛消失，红外线及 B 超检查提示乳房病变征象消失。好转，乳房肿块缩小，疼痛减轻或消失，红外线及 B 超检查提示乳房病变征象好转。未愈，乳房肿块及疼痛无变化，红外线及 B 超检查提示乳房病变征象无变化。治疗组有效率为 97.5%，对照组有效率为 86.0%。两组对比，差异有显著意义。

典型病例：陈某，女，37 岁，职员，2006 年 7 月 11 日初诊。诉经前双侧乳房胀痛 2 年，加重 4 个月，患者 2 年前出现上述症状

未经治疗，近 4 个月症状加重，要求针灸治疗。体检：双侧乳房可
扪及明显肿块，左侧内上象限肿块大小为 2.3cm×4.1cm，右侧外上
象限肿块大小为 2.7cm×2.3cm，质软可移动，与周围组织界限不清，
与皮肤无粘连，压痛明显，皮色正常，苔薄黄，脉弦数。经彩超确
诊为乳腺小叶增生病。中医诊断：乳癖（肝郁气滞）。取屋翳、膻中、
足三里、肩井、太冲、三阴交针用泻法，留针 30 分钟。针刺后患者
俯卧，用梅花针在 $T_{3~10}$ 脊柱两侧沿膀胱经、华佗夹脊穴叩刺，并重
点叩刺背部褐色斑点两处至皮肤潮红微渗血，局部加拔火罐，留灌
10 分钟，拔罐隔日 1 次，经治疗 9 次后，患者两侧乳房疼痛及肿块
全部消失，巩固治疗 3 次。复查彩超示，乳腺组织正常，随访 1 年
未复发。[温萍，吴岫芙，刘满芬 . 针刺配合背部梅花针叩刺拔罐治疗
乳腺增生病 41 例 . 针灸临床杂志，2008, 24(7):19–20.]

第9章 儿科疾病

一、小儿腹泻

【概述】

小儿腹泻，是婴儿时期的一种急性胃肠道功能紊乱性疾病，多见于夏秋季节，以大便次数增多，质地稀薄为主症。本病最易耗伤气液，若不及时治疗或治疗不当，可以转成慢惊风或气脱液竭，易致死亡。年龄愈小，发病率愈高，也愈易恶化。中医学认为，小儿脏腑娇嫩，多因感受风、寒、暑、湿等邪，脾胃运化失常，清浊不分而引起。

【诊断标准】（参考国家中医药管理局1994年发布的《中医病证诊断疗效标准》）

(1) 大便次数增多，每日3～5次，多达10次以上，呈淡黄色，如蛋花汤样，或色褐而臭，可有少量黏液。或伴有恶心，呕吐，腹痛，发热，口渴等症。

(2) 有乳食不节、饮食不洁或感受时邪的病史。

(3) 腹泻及呕吐较严重者，可见小便短少，体温升高，烦渴神萎，皮肤干瘪，囟门凹陷，目珠下陷，啼哭无泪，口唇樱红，呼吸深长，腹胀等症。

(4) 大便镜检可有脂肪球，少量红细胞、白细胞。

(5) 大便病原体检查可有致病性大肠杆菌等生长，或分离出轮状病毒等。

(6) 重度腹泻者有脱水、酸碱平衡失调及电解质紊乱。

【辨证分型】

(1) 伤食泻：大便酸臭，或如败卵，腹部胀满，口臭纳呆，泻前腹痛哭闹，多伴恶心呕吐。舌苔厚腻，脉滑有力。

(2) 风寒泻：大便色淡，带有泡沫，无明显臭气，腹痛肠鸣。或伴鼻塞，流涕，身热。舌苔白腻，脉滑有力。

(3) 湿热泻：泻如水样，每日数次或数十次，色褐而臭，可有黏液，肛门灼热，小便短赤，发热口渴。舌质红，苔黄腻，脉数。

(4) 寒湿泻：大便每日数次或十数次，色较淡，可伴有少量黏液，无臭气，精神不振，不渴或渴不欲饮，腹满。舌苔白腻，脉濡。

(5) 脾虚泻：久泻不止，或反复发作，大便稀薄，或呈水样，带有奶瓣或不消化食物残渣，神疲纳呆，面色少华。舌质偏淡，苔薄腻，脉弱无力。

(6) 脾肾阳虚泻：大便稀溏，完谷不化，形体消瘦，或面目虚浮，四肢欠温。舌淡苔白，脉细无力。

【治疗】

1. 处方一

取穴：四缝。

辨证分型：伤食泻者加中脘、足三里；风寒泻者加梁丘、关元；湿热泻者加阴陵泉、内庭；寒湿泻者加阴陵泉、关元。

操作：每次取2个穴。常规消毒后，用小三棱针轻而快地点刺出血，每穴挤出黄白色黏液或血液3～5滴（图9-1）。

▲ 图9-1　点刺四缝穴

2. 处方二

取穴：四缝（双）、足三里（双）。

辨证分型：脾虚泻者加脾俞、天枢；脾肾阳虚泻者加命门、肾俞。

操作：常规消毒后，四缝穴用三棱针点刺挤出黄色黏液，足三里用毫针施以补法。

3. 处方三

取穴：主穴为中脘、天枢、关元、足三里、上巨虚、阴陵泉，配穴为曲池、内关。

辨证分型：适用于脾虚湿热内盛证。

操作：常规消毒后，用梅花针在穴位上轻叩，至穴位皮肤潮红为度。无发热、恶心呕吐者，只取主穴；伴发热者加叩曲池，伴恶心呕吐者加叩内关（图9-2至图9-6）。每日1次，5次为1个疗程。

▲ 图9-2　叩刺中脘穴

▲ 图9-3　叩刺关元穴

足三里

▲ 图 9-4　叩刺足三里穴

上巨虚

▲ 图 9-5　叩刺上巨虚穴

阴陵泉

▲ 图9-6　叩刺阴陵泉穴

【临床报道】

本组126例均为门诊患儿，其中男性70例，女性56例；年龄最小者6月龄，最大者3岁；病程最长者3个月，最短者15天；临床表现为大便频数，每日3～10次，粪质清稀，呈蛋花样或有奶瓣，或黄绿色，部分患儿伴有腹痛症状；42例有轻度脱水，9例中度脱水；大便常规化验阴性者占72%，以脂肪球为主者28例，见有白细胞少许者26例；血常规正常。

治疗方法：①针刺及放血疗法，用三棱针点刺四缝穴，挤出黄白色黏液或血液3～5滴；毫针直刺阴陵泉穴1.2寸，用捻转补法施术3分钟；隔日1次，3次为1个疗程。②捏脊疗法，患儿俯卧，在患儿背部由上至下轻柔和缓按摩3～4遍，使肌肉放松，然后由尾骨向大椎提捏，共捏3～5遍，最后点按双侧脾俞、胃俞、大肠俞各2分钟。每日1次，6次为1个疗程。

治疗结果：痊愈，腹泻症状消失，体征转阴，大便每日1次，食欲、精神状态完全恢复正常。显效,大便次数明显减少,每日少于 3 次,食欲及精神状态未完全好转。无效,治疗 1 个疗程,症状改变不明显。本组 126 例,经上述治疗后痊愈 105 例,显效 16 例,无效 5 例,总有效率 96.0%。

典型病例: 王某,女,2 周岁,1996 年 8 月 2 日初诊。其母代诉患儿已腹泻 2 个月余,每日 5～8 次,便溏,内夹有不消化食物,食少。曾用多种方法治疗,病情仍时轻时重。刻诊:患儿面色萎黄,消瘦,倦怠懒言,腹胀,舌淡胖,苔白滑,脉沉无力。辨证属脾虚失运。即予温中健脾法,施以针刺放血及捏脊疗法。1 个疗程后,腹泻消失,食量增加,精神好转,为巩固疗效,又坚持治疗 2 次。半年后随访,患儿一切正常,未复发。[李淑贤,刘影虹 . 针刺配合捏脊治疗小儿腹泻 126 例 . 中国民间疗法,2004, 12(12):31.]

二、小儿夜啼

【概述】

小儿夜啼,是指婴儿每夜啼哭,甚至通宵不已,而白天如正常小儿,属中医学"夜啼"范畴。现代医学认为,小儿神经系统发育不全,可能因一些疾病导致神经功能调节紊乱而造成本病。中医学认为小儿夜啼多由脾寒、心热、惊吓、食积等引起,临床要辨证施治。

【诊断标准】(参考国家中医药管理局 1994 年发布的《中医病证诊断疗效标准》)

(1) 入夜定时(多在子时左右)啼哭不止,轻重表现不一,但白天安静。

(2) 多无发热、呕吐、泄泻、口疮、疖肿、外伤等表现。

【辨证分型】（参考国家中医药管理局 1994 年发布的《中医病证诊断疗效标准》）

(1) 心经积热：哭声较响，见灯火则啼哭更剧。哭时面赤唇红，烦躁不安，身暖多汗，大便秘结，小便溲短赤。舌尖红，苔黄，指纹红紫。

(2) 惊恐伤神：夜寐突然惊寤而啼哭，哭声尖锐，如见异物状，紧偎母怀，面色青灰。舌苔正常，指纹青紫。

(3) 脾阳亏虚：哭声低微，睡喜弯曲，腹部喜温喜按，四肢欠温，食少便溏，小便溲清长，面色青白。唇舌色淡，苔薄白，指纹淡红。

【治疗】

1. 处方一

取穴：中冲（双侧）。

辨证分型：心经积热者加大椎、曲池；惊恐伤神者加印堂、神庭。

操作：三棱针点刺放血法，医者用左手拿住患儿中指，经常规消毒后，右手持细三棱针点刺，使针尖约斜向上方，刺 1 分许，挤出 3～5 滴血即可（图 9-7）。一般 1 次治疗即有效，如效果欠佳，第 2 天可再针 1 次。在婴儿啼哭时针刺效果更佳。

2. 处方二

取穴：四缝（双侧）。

辨证分型：心经积热者加大椎、曲池；惊恐伤神者加印堂、神庭；脾阳亏虚者加督脉、华佗夹脊穴。

操作：常规消毒后，用三棱针轻而快地点刺双侧四缝穴，挤出少许清黏液及血液（图 9-8）。隔日治疗 1 次，3 次为 1 个疗程。

▲ 图 9-7　点刺中冲穴

▲ 图 9-8　点刺四缝穴

【临床报道】

100 例中男性 58 例，女性 42 例，年龄 30 天至 3 岁，2 岁以内 87 例。症见夜间突然啼哭，睡中时惊惕，或心烦怕热，口渴，目赤，面青唇红，见灯火夜啼尤甚，大便秘结，小便短赤，指纹青紫或正常。排除因饥饿、尿湿、发热或其他疾病引发的夜间啼哭。

治疗方法：取手中指尖端中央的中冲穴，行三棱针点刺放血术。常规消毒后，医者持细三棱针或 5 号注射针头点刺，使针尖略斜向上方，刺 1 分许，出血 3～5 滴即可。约 1 分钟后，大部分患儿即停止啼哭。

治疗结果：治愈，患儿睡眠安静，由客观原因而出现的夜间啼哭，其需求满足后即可安静入睡，大便稠软，小便清，指纹正常，面色红润。好转，患儿睡眠时偶有惊惕状或惊啼声，其他伴发症状减轻。本组 1 次治愈 90 例，2 次治愈 8 例，3 次治愈 2 例，有效率 100%。[赵坚新 . 针刺中冲穴治疗小儿夜啼症 100 例 . 上海中医药杂志 ,1999(1):43.]

三、小儿疳积

【概述】

疳积，是以面黄肌瘦，毛发稀黄，食欲反常，肚腹膨大或腹凹如舟，时发潮热，精神萎靡等为特征的儿科慢性病证，多见于 5 岁以下婴幼儿。"疳"字含义：一是"疳者甘也"，意谓此病乃小儿恣食肥甘，损伤脾胃，积滞中焦，日久成疳；一是"疳者干也"，意谓此病乃气液消耗，形体羸瘦而成干枯之病。

【诊断标准】（参考国家中医药管理局 1994 年发布的《中医病证诊断疗效标准》）

(1) 饮食异常，大便干稀不调，或脘腹膨胀等明显脾胃功能失调者。

(2) 形体消瘦，体重低于正常平均值的 15%～40%，面色不华，毛发稀疏枯黄，严重者干枯羸瘦。

(3) 兼有精神不振，或好发脾气，烦躁易怒，或喜揉眉擦眼，或吮指磨牙等症。

(4) 有喂养不当或病后饮食失调及长期消瘦史。

(5) 因蛔虫引起者，谓之"蛔疳"，大便镜检可查见蛔虫卵。

(6) 贫血者，血红蛋白及红细胞减少。

(7) 出现肢体浮肿，属于营养性水肿者，血清总蛋白量大多在 45g/L 以下，血清白蛋白约在 20g/L 以下。

【辨证分型】（参考国家中医药管理局 1994 年发布的《中医病证诊断疗效标准》）

(1) 疳气：形体略见消瘦，面色稍萎黄，食欲不振，或食多便多，大便干稀不调，精神不振，好发脾气。舌苔腻，脉细滑。多见于本病初期。

(2) 疳积：形体消瘦明显，脘腹胀大，甚则青筋暴露，面色萎黄，毛发稀疏易落，烦躁。或见揉眉挖鼻，吮指磨牙，食欲减退。或善食易饥、大便下虫。或嗜食生米、泥土等异物。舌质偏淡，苔淡黄而腻，脉濡细而滑。多见于本病中期。

(3) 干疳：极度消瘦，皮包骨头，呈老人貌，皮肤干枯有皱纹，精神萎靡，啼哭无力，无泪。或可见肢体浮肿。或见紫癜、鼻衄、齿衄等。舌淡或光红少津，脉弱。多见于本病晚期。

【治疗】

取穴：四缝穴。

辨证分型：疳气者加胃俞、章门；疳积者加天枢、三阴交；干疳者加肝俞、膈俞。

操作：取四缝穴，常规消毒后用小号三棱针点刺出血，针尖略向上方，深度为0.5～1分，挤出黄白色黏液，或稍出血为度（图9-9）。

四缝

四缝

▲ 图9-9　点刺四缝穴

【临床报道】

本组22例中，男性12例，女性10例。年龄10月龄至8岁，其中10月龄至5岁20例，6—8岁2例。病程半个月至4个月。22例都有不同程度的形体消瘦，面色萎黄，食欲不振。其中10例大便或溏或秘；7例腹部胀满；精神不佳，易激惹3例；毛发不荣2例；异食癖1例。患儿手指浅静脉明显。22例均符合小儿疳积诊断标准。

治疗方法：①点刺四缝穴，四缝穴为经外奇穴，位于第2～5指掌面，近端指关节横纹中点。令患儿伸手仰掌，双手共取穴8个。皮肤局部消毒后，用消毒好的三棱针或粗毫针点刺穴位0.5mm，刺后用手挤出少许淡黄色或透明黏液，或者少许血液即可。每周1～2

次，3 周为 1 个疗程。②捏脊，令患儿俯卧，操作者半握拳，两食指抵于背脊之上，再以两手拇指伸向食指前方，合力夹起肌肉提起，而后食指向前、拇指向后退做翻卷动作。双手同时向前移动，从长强穴起，一直捏到大椎穴即可。如此反复 5 次。手法宜轻，如患儿不配合，可做出示范，由家长自己操作（患儿有皮肤感染者禁用）。每周 2～3 次，3 周为 1 个疗程。

治疗结果：治愈，食欲正常，大便正常，精神好，全身症状消失，再刺四缝穴无疳液溢出。有效，食欲好转，无腹泻，其余症状明显减轻，针刺四缝穴仍有少量疳积液。无效，症状无改变。本组 22 例，治愈 17 例，占 77.8%；有效 3 例，占 13.6%；无效 2 例（其中一例家长不配合），占 9%。总有效率为 91%。

典型病例：患者，女，2 岁，因纳呆伴烂便，精神不振于 1998 年 8 月 22 日初诊。患儿 1 个月前因上呼吸道感染住院，出院后食欲不振，大便时时溏烂，消瘦，腹部胀满，精神不佳，烦躁，手指浅静脉明显。诊断：小儿疳积。采用点刺四缝穴，双手四缝穴均挤出少许淡黄色黏液。再配合捏脊法，示范后由家长操作。针刺及捏脊每周 2 次。第 3 次复诊时，家长告知，患儿食欲增加，精神转佳，大便基本成形，针刺四缝穴挤出少许血液。继续治疗满 3 周。而后随访患儿一切正常，面色红润，精神活泼，体重增加。[刘芳 . 针刺四缝穴配合捏脊治疗小儿疳积 22 例 . 广州中医药 , 2002, 25(2):36.]

四、小儿急惊风

【概述】

惊风，俗称"抽风"，是儿科疾病中常见的一个证候，表现为阵发性四肢和面部肌肉抽动，多伴有两侧眼球上翻、凝视或斜视，口吐白沫，牙关紧闭，甚至颈项强直，角弓反张，呼吸暂停，神志不清，发作时间可持续几秒至几分钟，一年四季均可发病，以1—5岁婴幼儿为多见，年龄越小，发病率越高。由于其病情往往比较凶险，变化迅速，威胁小儿生命，故有"小儿之病，最重唯惊"之说。

【临床表现】

(1) 多见于3岁以下婴幼儿，5岁以上则逐渐减少。

(2) 以四肢抽搐，颈项强直，角弓反张，神志昏迷为主要临床表现。

(3) 有接触急性传染病、疫疠时邪，或暴受惊恐病史。

(4) 有明显的原发疾病，如感冒、肺炎咳嗽、疫毒痢、流行性腮腺炎、流行性乙型脑炎等。中枢神经系统感染者，神经系统检查病理反射阳性。

【辨证分型】

(1) **外感实邪**：发热急遽，高热头痛，咳嗽咽红，面红口赤，鼻翼扇动，继而两目上视，牙关紧闭，苔薄黄，脉浮数。

(2) **痰热内蕴**：发热，咳嗽，痰多色黄，呼吸急速，腹胀腹痛，便秘神昏，或惊厥，苔腻脉滑。

(3) **暴受惊恐**：夜寐不安，或昏睡不醒，频频惊叫，醒后啼哭，惊悸频作，面色乍青乍赤，苔薄，脉细数。

【治疗】

1. **处方一**

取穴：十宣。

辨证分型：外感实邪者加大椎、曲池；痰热内蕴者加丰隆、曲池；暴受惊恐者加神庭、印堂。

操作：医者用左手食指固定于患儿指甲后，拇指自第二指骨稍用力反复上下推按，使瘀血积聚于十宣穴，常规消毒后，右手持三棱针，拇、食指捏住三棱针柄，中指指端紧靠针身下端，对准十宣穴迅速刺入即出针，并轻轻挤压针孔周围，使之出血数滴，然后用消毒干棉球按压针孔止血（图9-10）。针刺一般选择1～2穴即可，主要取患儿中指、食指，一般一日内不重复针刺同一手指。

十宣　十宣

▲ 图9-10　点刺十宣穴

2. 处方二

取穴：水沟。

辨证分型：外感实邪者加大椎、曲池；痰热内蕴者加丰隆、曲池；暴受惊恐者加神庭、印堂。

操作：常规消毒后，用小号三棱针点刺水沟穴出血，不出血者加压挤血2～3滴（图9-11）。

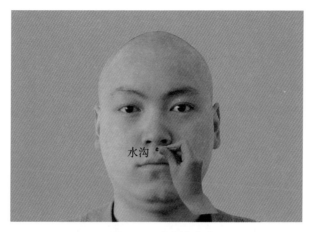

水沟

▲ 图 9-11　点刺水沟穴

3. **处方三**

取穴：耳背显露的静脉血管。

操作：消毒后，用三棱针刺破耳背部血管，出血数滴即可（图9-12）。

4. **处方四**

取穴：四缝。

辨证分型：外感实邪者加大椎、曲池；痰热内蕴者加丰隆、曲池；暴受惊恐者加神庭、印堂。

操作：取四缝穴，常规消毒后用小号三棱针点刺出血，针尖略向上方，深度为 0.5～1 分，以刺破挤出黄白色黏液，或稍出血为度（图9-13）。

【临床报道】

选取患儿十宣穴，消毒后医者用左手食指固定患儿指甲后，拇指自第二指骨稍用力反复上下推按，使瘀血积聚于十宣穴，右手持

耳背静脉

▲ 图 9-12　点刺耳背静脉

四缝

四缝

▲ 图 9-13　点刺四缝穴

三棱针，拇、食指捏住三棱针柄，中指指端紧靠针身下端，对准已消毒的十宣穴迅速刺入即出针，轻轻挤压针孔周围，使之出血数滴，然后用消毒棉球按压针孔，针刺一般选择1～2穴即可，主要取患儿中指、食指，若无效或短期内复发，可取另一手食指、中指，仍无效可再选另指。一般一日内不重复针刺同一手指。点刺后，患儿一般在10秒左右即有哭声，但医者不能掉以轻心，此时应针对病因治疗，分别给予涤痰开窍，清热解毒，镇静安神，平肝息风之剂，并配合西医处理，如此方能保证预后良好。

典型病例：王某，男，2月龄，以发热、反复抽搐来诊。近1日来患儿反复抽搐4次，每次持续10～15分钟，均采用按掐人中等方法缓解。来诊时已抽搐约15分钟，反复掐压人中不效。症见牙关紧闭，两目上翻，四肢抽动，口唇青紫，意识丧失，小便失禁，立即给予点刺左手食指、中指、无名指十宣穴，随后患儿突然大哭而抽搐缓解，然后服用紫雪丹。胸部X线片示右侧大叶性肺炎，配合抗生素治疗半个月痊愈，治疗过程中未再出现急惊风。

体会：三棱针施刺有活血消肿，开窍泻热，通经活络的作用，适用于实证和热证，而点刺放血多用于高热惊厥，中暑，中风昏迷等。十宣穴位于手十指尖端，距指甲0.1寸，主治昏迷、癫痫、癔症、高热、惊厥等。点刺十宣穴放血治疗小儿急惊风，通过观察对比（有时用强刺激人中法），对缓解小儿急惊风，起效最快，而且缓解后不易复发，此方法简便易行，且避免了镇静退热药的不良反应，值得推广和应用。[吕秀莲，刘荣奎.十宣穴点刺救护幼儿急惊风体会.中国中医急症，2003，12(6):579.]

五、百日咳

【概述】

百日咳，是儿童常见的一种呼吸道传染病，由百日咳鲍特菌引起喉、气管和支气管的卡他性炎症，以阵发性痉挛性咳嗽和咳嗽终止时出现鸡鸣样吸气吼声为特征。本病可持续数周至 3 个月左右，故称"百日咳"。中医学称"顿咳""鸬鹚咳"等。本病一年四季均可发生，尤以冬春为多，以 5 岁以下小儿最为常见。属中医学"顿咳"范畴。

【诊断标准】（参考国家中医药管理局 1994 年发布的《中医病证诊断疗效标准》）

(1) 典型者呈阵发性痉咳伴有回声，舌系带溃疡，目睑浮肿。

(2) 本病早期可有类似感冒的表现，如咳嗽逐渐加重，日轻夜重趋势，并有接触史者，应考虑本病。

(3) 发病 1 周后，血白细胞总数及淋巴细胞显著增高。

(4) 采用咳碟法，可培养出百日咳杆菌。

【辨证分型】（参考国家中医药管理局 1994 年发布的《中医病证诊断疗效标准》）

(1) 初咳期：微热，喷嚏，咳嗽逐渐加重，昼轻夜重。偏于风寒者，伴恶寒，痰稀色白，舌苔薄白，脉浮紧；偏于风热者，伴咽红，痰稠不易咯出，舌苔薄黄，脉浮数。

(2) 痉咳期：咳嗽阵作，昼轻夜重，咳时面红耳赤，涕泪交流，咳后回吼，甚至吐出乳食痰液后，痉咳方可暂停。剧咳时可见痰中带血丝，甚则鼻衄或结膜下出血，可见舌系带溃疡。舌苔黄，脉数有力。

(3) 恢复期：脾气亏虚者形体虚弱，咳声低微，痰多稀白，纳呆便溏，神疲乏力。舌质偏淡，苔薄白，脉沉有力。肺阴亏虚者形体虚弱，干咳少痰，两颧发红，手足心热，夜寐盗汗。舌质偏红，少苔，脉细数无力。

【治疗】

1. 处方一

取穴：肺俞。

辨证分型：初咳期者加风池、外关；痉咳期者加孔最、尺泽；恢复期者加太渊、太溪、三阴交。

操作：常规消毒后，用三棱针点刺出血，并挤出少许澄明黄色液体或血液，再用消毒干棉球拭去即可（图9-14）。1次未效者，次日继针1次。

▲ 图9-14　点刺肺俞穴

2. 处方二

取穴：八邪。

辨证分型：初咳期者加风池、外关；痉咳期者加孔最、尺泽；恢复期者加太渊、太溪、三阴交。

操作：常规消毒后，用三棱针点刺八邪穴出血，并挤出少量黏液或血液（图 9-15）。每日 1 次，双手交替使用。病程短，症状轻者针刺 2～3 次痊愈，病程长、症状重者 5～7 次痊愈。

▲ 图 9-15　点刺八邪穴

3. 处方三

取穴：商阳、少商、身柱。

辨证分型：初咳期者加风池、外关；痉咳期者加孔最、尺泽；恢复期者加太渊、太溪、三阴交。

操作：用三棱针（婴幼儿用 5 分毫针）点刺商阳、少商和身柱穴，前两穴双手交替治疗，身柱穴于点刺后拔火罐 1 分钟（图 9-16 至图 9-18）。每日治疗 1 次，经 4～15 日治疗后可痊愈。

商阳

▲ 图9-16　点刺商阳穴

少商

▲ 图9-17　点刺少商穴

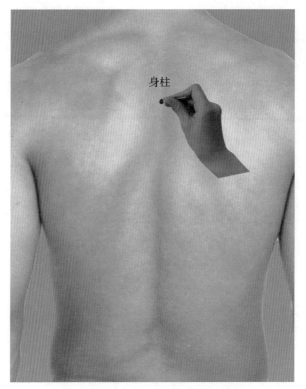

身柱

▲ 图9-18　点刺身柱穴

【临床报道】

陈某，男，4 岁，1998 年 3 月 25 日初诊。咳嗽 2 周，曾用中西
药无效。诊见患儿发育营养中等，颜面眼睑轻度浮肿，阵发性痉咳，
5～10 分钟 1 次。连咳多声后，吸气时有特殊的鸡鸣样回声。痉咳时
面颊渐红，涕泪俱下，口唇轻度发绀。诊断：百日咳（痉咳期）。取
四缝穴，圆利针点刺出血。每日 1 次，两手交替。针刺 1 次后，痉
咳稍减；2 次后，缓解期延长；5 次后仅有轻微咳嗽；7 次后痊愈。

半年后随访，诉未复发。

体会：百日咳是由百日咳杆菌感染引起的一种急性传染病。中医学称"顿咳""鸬鹚咳"等。本病一年四季均可发生，尤以冬春为多，以5岁以下小儿最为常见。中医学认为"脾为生痰之源，肺为贮痰之器"。刺四缝穴，可健脾祛痰，开郁肃肺，而使疾愈。[吴有宽.针刺四缝穴在儿科临床的应用.江苏中医, 2000, 21(9):32.]